中医功法

适宜病证谱

编著

李洁　朱音

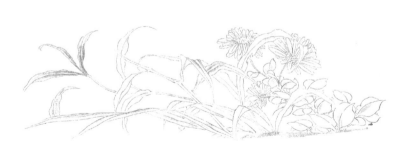

上海科学技术出版社

图书在版编目（CIP）数据

中医功法适宜病证谱 / 李洁，朱音编著. -- 上海：上海科学技术出版社，2025.1. -- ISBN 978-7-5478-6948-2

Ⅰ. R214

中国国家版本馆CIP数据核字第2024ZC1819号

中医功法适宜病证谱

编著 李 洁 朱 音

上海世纪出版(集团)有限公司
上海科学技术出版社 出版、发行

（上海市闵行区号景路 159 弄 A 座 9F - 10F）

邮政编码 201101   www.sstp.cn

上海新华印刷有限公司印刷

开本 787×1092   1/16   印张 14.5

字数 200 千字

2025 年 1 月第 1 版   2025 年 1 月第 1 次印刷

ISBN 978 - 7 - 5478 - 6948 - 2/R · 3165

定价：68.00 元

项目资助

➤ 世界卫生组织传统医学合作中心项目(2021—2024 年)

➤ 上海中医药大学上海地方高水平大学学科建设项目

➤ 上海市进一步加快中医药传承创新发展三年行动计划(2021—2023 年)"中医药健康素养提升工程"[项目编号：ZY(2021-2023)-0105]

内容提要

　　中医功法是中国传统医学非药物疗法代表之一，是一种可以发挥独特健康保健作用的自我身心锻炼的技术和方法。中医功法以阴阳、五行、藏象、经络、精气神等为理论基础，通过调身、调息、调心技术，扶正祛邪，调节人体身心趋于和谐状态，从而实现疾病预防、治疗、康复和保健。

　　本书核心思想是在阐述"中医功法的内涵和外延"和"不同病证人群练习中医功法的临床研究证据"的基础上，分析"中医功法的适宜病证和优势疾病谱"。

　　全书分概论、病证篇、功法篇三部分。概论部分，梳理中医功法学术发展简史，分析当代中医功法临床研究的发展趋势和关注热点，展现中医功法的历史渊源与发展脉络；病证篇，从循证医学角度，围绕膝骨关节炎、高血压、慢性阻塞性肺疾病、糖尿病、抑郁、焦虑、失眠、肿瘤、老年人跌倒等15个病证展开中医功法临床研究证据的系统性搜集，并在证据分析与评价的基础上，呈现当前最佳研究证据；功法篇，阐述八段锦、易筋经、五禽戏、六字诀、放松功和太极拳六种常用中医功法基于临床研究证据的适宜病证。

　　希望本书能为临床医生、中医学研究人员、养生爱好者提供参考，为未来在此领域继续研究和实践的人们提供借鉴。

编委会

前　言

中医功法是中国传统医学的重要组成部分,有着悠久的历史和丰富的理论体系。中医传统功法早在上古唐尧时代已用于具体疾病防治,之后逐渐发展成较为成熟的中医疗法。《吕氏春秋》记载:"昔陶唐氏之始,阴多,滞伏而湛积,水道壅塞,不行其原,民气郁阏而滞著,筋骨瑟缩不达,故作为舞以宣导之。"中医经典《黄帝内经》不仅明确"导引行气"是当时广泛应用的医疗措施之一,而且阐述导引行气有助人与天地合道、合德,进而有利于人体精气神的充养和生命的葆养。现存战国晚期文物"行气玉佩"上有铭文记述行气的要领与过程,长沙马王堆汉墓和张家山汉墓出土了大量帛书和竹木简,包括现存最早记载导引术式的帛画《导引图》和竹简《引书》等。后世历代医家不乏诸多相关著作和阐述。

中医功法成为中医治疗疾病的重要手段之一,也是中医非药物疗法的代表之一。中医功法理论以阴阳、五行、藏象、经络、精气神等为基础,通过调身、调息、调心技术,以扶正祛邪、调节人体身心和谐状态,从而实现疾病预防、治疗、康复。中医功法也是一种可以发挥独特健康保健作用的自我身心锻炼的技术和方法。

气功、太极拳与草药、针灸在 2000 年一起被纳入世界卫生组织(WHO)《传统医学研究和评价方法指导总则》文件中的"传统和补充医学实践"范围,此后列入《WHO 传统医学战略》。

然而,中医功法发展至今,仍面临着诸多问题需要回答,第一个问题是中医气功的内涵和外延是什么？第二个问题是不同病证人群如何选择合适的中医功法？第三个问题是中医功法的适宜病证和优势疾病谱是什么？这也是我从2010年到上海市气功研究所工作就开始思考并向中医气功同道请教的问题，但当时并没有一个非常系统完整的答案。

鉴于此，为了回答第一个问题，我和上海市气功研究所同仁们一起通过大量文献查阅，框定199个中医气功常用术语词条，形成《中医气功常用术语词汇表》。在此基础上，进行全国专家访谈和问卷调查，对中医气功常用术语进行词频统计和分析，最后确定纳入词条178条。然后，参考大量相关工具书和图书，对词条进行逐条释义，再由专家最后审定，邀请中医英语专家翻译成英文，请海外专家审定英文翻译。终于在2015年，由上海科学技术出版社正式出版发行汉英对照《中医气功常用术语辞典》，随后该《辞典》被翻译成汉法、汉西对照版本，并推出电子在线版本出版。2022年，该《辞典》的中医气功术语及后期补充的太极拳词条均被纳入《WHO中医药术语国际标准》中，并已正式向全球颁布。

2021—2024年，我们项目组承担"WHO传统功法循证证据研究"的工作，对全球中医功法的临床研究进行全面检索、筛查、评价和分析，总结中医功法干预各系统疾病的临床研究证据。由此工作基础，我们可以尝试回答第二和第三个问题。

本书的撰写旨在为广大读者提供一个系统、实用的指南，帮助人们根据不同的疾病选择和应用适宜的中医功法。本书通过详细介绍各类常见疾病与中医功法的对应关系，希望能够帮助读者更好地理解和运用中医功法，提升生活质量和健康水平。

全书共分为三部分，概论、病证篇和功法篇。

概论分为两个章节，第一章中医功法概述，梳理中医功法学术发展简史，介绍中医功法的历史发展脉络以及延续至今的现状，并论述了中医功法的基本分类与操作，以及中医功法的临床诊疗特色。第二章在介绍了中医功法适宜病证的概念和研究方法后，进行中医功法临床研究总体情况分析。通过对9 894篇中医功法（包括太极拳、气功）的临床文献的统计，分析了中医功法临床研究开展的历史阶段与发展趋势，以及其在全球各个国家地区的地理分布；同时，根据WHO颁布的首次纳入了传统医学章节的ICD - 11，对临床研究所涉病证进行分类分析,概括气功、太极拳临床研究关注的病证系统和具体病证,并从地理环境角度分析各洲国家地区中医功法临床研究所关注的病证。

病证篇分为八个章节,我们选择文献报道频次高和中医功法临床常见的病证,来回答哪些系统的哪些病证使用中医功法是安全有效的。我们对概论中分析得出中医功法最为适宜的八个系统十五个病证进行最佳证据介绍,在检索、筛选与评价后,将最终纳入相关的临床指南、专家共识、系统评价、临床随机对照试验、队列研究等,来对中医功法的临床研究证据进行总结,帮助读者了解中医功法使用的科学性、适用性、安全性和可行性。其中,第一章肌肉骨骼系统或结缔组织疾病,包括膝关节骨性关节炎、骨质疏松症、腰椎间盘突出症;第二章循环系统疾病,包括高血压病、冠状动脉粥样硬化性心脏病、慢性心力衰竭;第三章内分泌、营养或代谢疾病,包括糖尿病;第四章呼吸系统疾病,包括慢性阻塞性肺疾病;第五章精神、行为或神经发育障碍,包括抑郁障碍、焦虑障碍;第六章睡眠-觉醒障碍,包括失眠;第七章肿瘤,包括乳腺癌、肺癌、癌因性疲劳;第八章老年人跌倒。

功法篇分为六个章节,介绍六种常用中医功法,并回答其适宜病证的情况。这六种中医功法包括八段锦、易筋经、五禽戏、六字诀、放松功和太极拳。

全书三部分内容回答了中医功法是什么、不同病证的适宜中医功法有哪些循证证据、不同中医功法可以用于哪些系统的病证三个关键问题,方便读者更好掌握和应用。

本书的整个写作过程是基于2010年起对中医功法是否适用于临床的实际运用进行的思考。与此同时,我开始和研究生们一起开展相关的文献研究,包括基于现代文献气功适宜疾病初探、近50年国内太极拳文献研究、基于循证的太极拳英文临床文献研究、八段锦应用和推广现状的调研、三线放松功对轻度认知功能损害干预效果的研究、传统功法对高血压作用的文献回顾及放松功对戒毒人员高血压的干预研究、气功治疗高血压的临床文献研究、基于循证的气功治疗慢性阻塞性肺疾病的临床文献研究、气功预防跌倒的文献研究、基于循证的传统功法治疗糖尿病的临床文献研究等一系列相关研究工作。

有了前期的工作积累,2021年我们开始承担"WHO传统功法循证证据研究"的工作,项目组开始全面系统穷尽性搜集国内外中英文数据库中有关中医功法临床研究的文献,数据来源于国内外中英文数据库,中文数据库包括中国知网(CNKI)、维普、万方、中国生物医学文献服务系统(SinoMed)、健身气功科研文献数据库,英文数据库包括 PubMed、Embase、Web of Science、Cochrane Library。检索年限是各数据库建库至 2022 年 12 月 31 日。检索获得的文献题录导入 NoteExpress 文献管理器,筛去重复文献,通过手工检阅筛除更正文献。

通过对纳入的 9 894 篇中医功法临床研究文献的分类统计、计量分析,运用 COOC、VOSviewer 等软件进行可视化分析。包含太极拳文献 5 436 篇(55%)、气功文献 4 458 篇(45%)。从文献使用的语种来看,中文文献占 67%,英文文献占 32%,还有少量韩文、德文、西班牙文、日文、法文等文献(共 1%)。按照 ICD-11 分类表中的病证进行对应归类。证据质量评价与分级参照临床实践指南的 AGREE Ⅱ、评价 SR 的 AMSTAR-2、评价 RCT 的 RoB、评价证据体的 GRADE 系统等。

在本项研究工作中,作为共同编著者上海中医药大学朱音老师做了大量具体而细致的工作,我的研究生们陆颖、蒋婧、李青、韩璐、宋婕、陈超洋、石川明、徐浩然、侯卓君,上海市气功研究所赵晓霆、陈唯依、韩榕、陈驰、陈昌乐、孙磊、沈晓东、倪青根等老师和上海中医药大学许吉老师等一起做了大量文献收集、分类、提取、评价等工作,项目同时得到上海中医药大学郑林赟老师、上海市气功研究所许峰所长和竺英祺副所长、上海中医药大学国际交流处傅勤慧副处长等的大力支持和帮助,在此一并表示诚挚的感谢!感恩上海科学技术出版社周瑞芳责任编辑二十余年共同合作的信任和全力支持!衷心感谢所有给予我和我们团队帮助的人们!

本书的成稿也是本人在中医气功领域耕耘十余年的一份答卷,以飨读者。希望读者能够从本书中获得有价值的知识,同时希望本书能给予同道做参考,也为未来在此领域继续研究和实践的人们以借鉴。希望有更多的读者能积极地将中医功法融入日常的生活中,实现身心健康的双重提升。愿本书能成为您在健康之路上的得力助手。

李洁

2024 年秋于上海

目　录

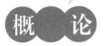

病证篇

功 法 篇

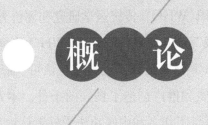

概　论

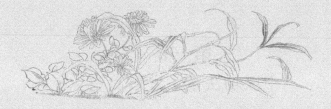

第一章　中医功法概述

中医功法是中医非药物疗法的代表之一。2000 年,气功、太极拳与草药、针灸一起被纳入世界卫生组织(WHO)《传统医学研究和评价方法指导总则》文件中的"传统和补充医学实践"范围,此后一直列入《WHO 传统医学战略》。与此同时,中医功法在国内外医学领域受到广泛关注与认可,临床实践和研究环境也日益改善,为其传承、发展和推广创造了良好的条件。本章对中医功法进行概述,以帮助和促进全球医学工作者和中医功法爱好者认识和理解中医功法的基本概念、学术发展源流、临床操作方法和诊疗特色。

第一节
中医功法学术发展简史

中医功法学是中国传统医学的重要组成部分,以传统经典理论为指导,以中医阴阳、五行、藏象、经络、精气神等理论为基础,通过调身、调息、调心三类技术结合,外练筋骨皮,内练精气神,以扶正祛邪、调节人体身心和谐状态,实现疾病预防、治疗、康复和养生保健的一种自我身心锻炼疗法。

一、古代中医传统功法的起源、发展和主要成就

(一) 上古至先秦时期(公元前 206 年前)

中医传统功法的起源可以追溯到上古时期,中华民族祖先对生命认识的实践总结和智慧结晶。据《周易·系辞下》记载,人文始祖伏羲取法于天地始作八

卦,最终成就群经之首《易经》。作为中国传统文化的源头,《易经》不仅为中医学方法论提供了源头,也为中医思维提供了范式[1]。《易经》中太极、阴阳、八卦、天人合一等哲学思维在中医学术理论体系奠基之作《黄帝内经》(简称《内经》)中得到充分体现,《内经》不仅将其应用于阐释人体生理病理变化与病证诊疗,更是从宇宙起源、演化的角度对生命本源、现象和规律进行探讨。如《素问·天元纪大论》曰:"太虚寥廓,肇基化元,万物资始。五运终天,布气真灵,揔统坤元。九星悬朗,七曜周旋,曰阴曰阳,曰柔曰刚,幽显既位,寒暑弛张,生生化化,品物咸章。"因此,要深入理解中医功法学术体系,须从《易经》寻源。

轩辕黄帝是中华文明另一位重要奠基人。文献史料和口头传承中关于黄帝的记载和传说相当丰富,其中最具影响力的经典故事当属"黄帝问道广成子"。对于黄帝的恳切请求,广成子指出:理论上"至道之精,窈窈冥冥;至道之极,昏昏默默";实践中需清楚形与神实为一,若能做到"无视无听,抱神以静",那么"形将自正。必静必清,无劳汝形,无摇汝精,乃可以长生",因此着力点在"内"而非"外","守其一以处其和"。这段精妙的解说内涵丰富且深刻,一直为历代学者所珍视和继承。

从医学来看,传统功法在上古唐尧时代已经用于具体疾病防治,并逐渐发展成为较成熟的中医疗法。此时期,中医传统功法具有明确的专业名称——"导引"和"导引行气",中医传统功法作为独立分科初见萌芽。《吕氏春秋·仲夏纪·古乐》记载:"昔陶唐氏之始,阴多,滞伏而湛积,水道壅塞,不行其原,民气郁阏而滞著,筋骨瑟缩不达,故作为舞以宣导之。"可知此类"舞"是具有行气活血、通利关节、强筋壮骨功效的治疗方法[2]。《内经》对这种治疗方法多有记载。如《素问·异法方宜论》指出"其民食杂而不劳,故其病多痿厥寒热,其治宜导引按蹻"。《灵枢·病传》明确指出"导引行气"是一种治疗措施,临证时谨守病机,结合患者实际情况确定治疗原则和方案才能减少失误和解决复杂临床问题;《灵枢·官能》进一步阐明导引的临床效用是"缓节柔筋而心和调"。此外,《内经》还论述了导引对于"病生于筋""瘰坚""息积"的不同治法,记载了运气失常、疫疠流行之时通过导引行气调整阴阳、扶正祛邪的具体操作步骤。

《内经》不仅明确"导引""导引行气"是当时广泛应用的医疗措施之一,而且阐述习练导引行气在生命过程中具有重要作用,认为导引行气有助人与天地合道、合德,进而有利于人体精气神的充养和生命的葆养。这与"黄帝问道广成子"所阐发的要旨一脉相承。后世医家也将"恬惔虚无,真气从之,精神内守,病安从来"视作中医传统功法养生、治病的重要原则。"正气存内,邪不可干"被后世医家奉为中医防治病之圭臬。现存战国晚期文物"行气玉佩"上有铭文记述行气的要领与过程,明确呼吸调节可以实现延年养生目的,为当时传统功法的操作与流行提供了文献实证[3]。

道家方面,老庄之学道法自然、清静无为、形神合一的思想对传统功法理论与实践产生了深刻影响。老子认为"道可道,非常道;名可名,非常名。无名天地之始,有名万物之母",提出"人法地,地法天,天法道,道法自然""致虚极守静笃""营魄抱一""专气致柔",并认为万物应"尊道而贵德"。庄子继承和阐发老子思想,认为"夫道,有情有信,无为无形;可传而不可受,可得而不可见;自本自根,未有天地,自古以固存",再一次强调"虚静恬淡,寂漠无为"的境界;并提出"心斋""坐忘"可以体会物我两忘、至广至真、与大道相通的心身状态。此外,先秦道家典籍记载了彭祖、邛疏、赤松子、王乔等的形象及传统功法实践,可见先秦时期以导引行气进行功法养生的观念为当时主流。

儒家方面,以孔孟为代表,推崇仁义礼智,注重修身治学、内省静心、正心养气。孔子开创儒学,明确将"仁"作为国家施政和个人修养的重要准则。曾子继承"仁"的思想,遵循孔子"修己以敬""修己以安人""修己以安百姓"的为学路径,指明"知、止、定、静、安、虑、得"可以"近道",提出"格物""致知""诚意""正心""修身""齐家""治国""平天下"儒学八目。孟子提出用义与道养至大至刚"浩然之气",认为人性与天道息息相通,提出"尽心知性"可以修身养性不违天命。

其他诸子如管子主张的"虚一而静"、韩非子提倡的少欲无忧等诸多论述也丰富了传统功法的学术内容。秦代吕不韦召集诸门客编纂的《吕氏春秋》保存了先秦诸家重要学术资料，为研究先秦传统功法学术提供了文献支撑。

如上所述，上古至先秦时期的先贤对生命与世界做出了多种探讨，尤其是道家从探索世界本源的角度提出"道"的根本理念"道生一，一生二，二生三，三生万物"。中医传统功法基于此发展出相应的养生与医疗实践方法，为其学术体系形成奠定重要基础。基于天人合一的思想，中医传统功法与生命的本源、现象和规律息息相关，并且能在养生、防病、治病方面发挥重要作用。因此，恰当地应用传统功法可以养性调神提升精神修养、防病祛病实现生命葆养。

（二）两汉时期（公元前 206 年—公元 220 年）

两汉是中医传统功法学术体系发展中具有承前启后作用的重要阶段。中医传统功法的治则治法与操作方法均较汉代以前更加具体、清晰和丰富。医家、道家在理论与实践上各有发挥，儒家则逐渐成为社会主流思想。其间，佛家思想传入中国，为中医传统功法学术发展提供了新的理论源泉与方法基础。

1978 年，长沙马王堆汉墓出土了大量帛书和竹木简，其中包括不少传统功法相关古医籍。西汉《却谷食气》是迄今最早记载以调息法为主的中医传统功法专著，涉及食气的时间、频率和四时所避所食之气等内容。同时期出土的《养生方·十问》也论述了食气的相关内容，有学者认为《十问》所载之"食气"养生法是先秦至汉初的最完整版本。《却谷食气》《十问》反映当时调息炼气在当时已经形成相对成熟稳定的养生和防治疾病技术。与《却谷食气》同载一帛的彩绘《导引图》是现存最早记载导引术式的图谱，也是学术界直观了解先秦两汉时期中医传统功法面貌的直接图证。帛画共存画像 44 幅，涵盖不同类型导引姿势，并配有文字说明不同导引的治疗作用或操作要点[4,5]。继马王堆出土导引行气著作之后，张家山汉墓出土《引书》竹简 113 枚。《引书》是当时最完备记载调身、调息、调心的中医传统功法专著，内容不仅涵盖四时养生之道、功法操作、病因病机、治则治法，而且可以与《导引图》互证，对研究和复原秦汉时期中医传统功法具有十分重要的学术意义。东汉末年的《金匮要略》提及"导引"的临床应用,认为外邪初犯时,及时应用导引吐纳等治疗疗法,可以通利关窍防治疾病。此外,书中在论述痉湿暍病的病机时,以"丹田有热"进行分析,这是中医医籍首次引用"丹田"一词。《后汉书·方术列传》记载华佗与其弟子吴普关于五禽戏的对话,可惜华佗五禽戏未被完整记录[6]。

西汉《淮南子》在继承和总结先秦道家思想基础上综合诸子百家之长,认为"气"贯通于天地及人之中,在天地与人、人与人及人与物交感中发挥重要作用。东汉中晚叶,《太平经》问世,该书阐述了对生命的认识,调心、调息思想和实践操作,并提倡"守一"术。同时期,魏伯阳著成《周易参同契》,该书以《周易》和道家思想为依托,吸取先秦两汉天文历法、医学、易学、物候学等方面的成就,以易学象数符号为结构框架建构以炼丹术为主体的思想体系,对传统功法学术发展产生较深影响,被后世誉为"万古丹经王"。

东汉初期明帝遣使西行访求佛道,佛学开始传入中国(另一说是,西汉末年哀帝元寿年大月使者向博士弟子口授《浮屠经》开始传入中国)。东汉末年,以佛学为主要载体的印度医药学持续传入中国,佛医经典的翻译者安世高注重介绍"安般守意"禅法,在当时社会有一定的流传度。《安般守意经》是有史可据汉译最早的一部佛学典籍。"安般守意"即"数息观",通过数出入息使心意不散。该禅法对调息技术进一步明确细化,对后世医家应用其防病治病产生深远影响,在后世传统功法修习者中也颇具影响力。

秦汉之际,政治动荡与社会变革成为儒家思想发展的历史机遇,汉王朝的统治思想由早期的黄老无为渐转至独尊儒术、表章六经,以董仲舒、刘向为代表的汉儒构建"天人感应"政治哲学,将阴阳五行作为政事说理工具。孔子第十一代孙孔安国系统整理孔壁古文,对《尚书》《论语》《孝经》等古籍进行训解,同时又传授弟子门生,推动了汉代初期及此后儒学发展,在一定程度上促进了社会学术文化的发展。

综上所论,两汉时期儒、释、道、医思想的互相碰撞与多元发展,进一步丰富了中医传统功法学术体系。这个时期,传统功法出现了由"道"而"术"的发挥演变。

(三)魏晋南北朝时期(公元 220—581 年)

魏晋南北朝是中医传统功法学术的交融发展期。战乱频繁、政治动荡和社会变革推动了学术思想转变,儒、释、道多元并立逐渐交融,并与医学进一步融通,推动了中医传统功法的学术发展。

此时期,文人名士如曹操、曹植、嵇康、张湛、王羲之、刘勰、颜之推等多热衷传统功法调摄养生。嵇康崇尚道家学说且重于实践,是魏晋士大夫代表人物之一。所著《养生论》提出"清虚静泰""呼吸吐纳",至专至精,可延年益寿的观点,表达形神共养、更重养神的理念。东晋名士张湛撰《养生要集》,辑录《神仙图》《中经》《服气经》《老子尹氏内解》《养生内解》《导引经》等东晋以前著作中养神、行气、导引相关内容。虽然《养生要集》原书已佚,但从后世医书(如《养性延命录》《千金要方》《外台秘要》《医心方》等)对该书内容的载录来看,其对中医传统功法学术传承所起的历史作用不可小觑。

晋代葛洪、南北朝陶弘景是当时最负盛名的道医。葛洪儒道双修,杂糅法家、墨家等诸子思想,代表作《抱朴子》《神仙传》涵盖"行气""导引""存思",强调养气为本、形神共养,指导和应用传统功法技术于疾病防治和生命葆养。有现代学者认为《抱朴子内篇》著录之《道引经》《按摩经》《彭祖经》《观卧引图》等都与传统功法相关。"道引经"即"导引经",东晋时期以"经"命名导引文献足见当时对导引的重视程度。陶弘景幼年读葛洪《神仙传》而萌生求道修仙之志,躬身力行探寻养生方法,还著有《养性延命录》《真诰》《本草经集注》等。这些著作围绕养神、养气、养身展开理论阐述,以导引和行气为主要实践方法,同时注重饮食摄养和药物辅养。《养性延命录》记载的六字诀和五禽戏是传统功法学术史上的宝贵参考资料。

此外,成书于魏晋时期的《黄庭经》在士大夫和上层阶级社会广为流传研诵,在传统功法学术发展过程中也颇具影响力。全书继承道家外无所求、内有所守的思想,以存思法为主,强调黄庭、丹田和脏腑神真,辅以调息和导引,调节生命气机运动,进而养性修身。

魏朝禅师菩提达摩(被学术界公认为中国禅宗的初祖)所传承并发展而成的禅宗,在中国文化史上占有非常重要的地位[7、8]。达摩所修的佛家大乘禅法"壁观",喻壁观者如墙壁,中直不移,心无执着,遣荡一切执见。其禅法精神"二入四行论"强调理行并入,在实际生活中实践和证实深刻道理,在传统功法学术史上有着非常重要地位。相传菩提达摩曾编创易筋经,但现存史料暂不足支撑推论,仍待学术界进一步考证。

此时期,儒、释、道、医思想经历了相互影响、鼎峙碰撞、吸纳的过程,并且在"道""术"结合的路上又向前迈进一步,为中医传统功法学术的继承与创新注入了源头活水。

(四) 隋唐五代时期(公元 581—960 年)

隋唐五代时期,民族大融合与社会经济文化的大发展促进了中医传统功法的继承和发展。医家更重视对前代医学理论和实践经验的汇总和分类,积极编撰医籍。这些医籍不仅为后世中医学的发展树立了典范,也为中医传统功法的持续发展提供了更加坚实有力的学术基础,使得中医传统功法在"术"的发展上更为细化和深入。

这时期的医学机构和教育制度对中医传统功法学术体系产生了积极影响。《隋书》记载太常寺下设太医署,再分设医博士、按摩博士、咒禁博士等官职,承担不同分科的医学教育和临床医疗工作。唐代承袭隋制,设医、针、按摩、咒禁四科,各科均有博士,其下再设助教、医师、医工。《唐六典》记载按摩博士研习和教授导引、按摩、正骨,咒禁博士研习和教授咒禁及被除邪魅等法。所有医官、医学生需接受等级考核或定期月、季、年度考核。此中的导引、咒禁都是与身心锻炼和健康相关的重要实践。

隋代以太医博士巢元方为首的医官奉敕编撰《诸病源候论》,该书体制宏大、结构严条理清晰,共 1739 论,涉及内、外、妇、儿、五官、伤等各科病证。治疗方案很少涉及方药,专载"养生方""导引法",涉及导引、行气、存思等具体操作280 余条,反映出当时中医传统功法的适用范围、适应证候、治疗"剂量"已经相当明确,体现出理、法、功法方较完备的中医传统功法辨证论治体系,很具有临床实用价值。《诸病源候论》的问世,促进了中医传统功法学术体系的发展,标志功法临床应用进入成熟阶段。

初唐医家孙思邈博极上古至唐代医籍,并结合自身的临床经验和学术见解,编撰《千金要方》和《千金翼方》,不仅促进了中医学术发展,也对中医传统功法的传承和学术体系构建起到积极作用[9]。书中记载丰富的功法内容,并根据临床病证的缓急轻重,选择功法进行单独应用,或功法与方药、针灸等结合使用。此外,孙思邈还著有《摄养枕中方》,论述导引、行气、守一、存思的习练之法。王焘所著的《外台秘要方》则载述了《诸病源候论》《千金要方》中与中医传统功法相关的内容,对功法传承起到重要作用。

中唐医家王冰整理《素问》达 12 年,深入阐发其要旨,在"上古天真论""四气调神大论""生气通天论""金匮真言论""阴阳应象大论""阴阳离合论""异法方宜论""移精变气论""天元纪大论""六微旨大论"等篇章中,对调神、导引、存思、行气等相关内容进行了详细阐述,对后世医家颇有启迪。

五代后蜀的司议郎蒲虔观所撰的《保生要录》对养神、导引发挥见解,提出"小劳"的养生理念。部分学者认为,后世流传的站式八段锦与蒲氏"小劳术"之间存在一定的渊源关系。

隋唐时期道家的养生与修炼方法逐渐系统化,为后来的宋明学派奠定了基础。唐朝名道司马承祯著《服气精义论》《天隐子》,专论行气、导引、存思之法,又吸纳儒家正心诚意和佛教禅法,在"坐忘论"中倡导"静",提出"安心坐忘之法"。女道士胡愔(道号见素子)以医、道经籍为依据,编撰《黄庭内景五脏六腑补泻图》,对《黄庭内景经》五脏六腑的修养、治病等内容进行阐发,记述导引、吐纳、存思的具体操作。唐末五代时期一批隐士和道人专研内丹术,如钟离权、吕洞宾、崔希范、刘海蟾、陈抟等,为两宋金元时期内丹流派的成熟奠定了基础。陈抟是内丹流派承前启后的关键人物,他广泛吸收儒、释、道三家之说,将佛家麻衣道者所传《正易心法》《先天图》、道家钟离权与吕洞宾所传《无极图》,以及师友谭峭《化书》融会贯通,开创宋明易学、理学、内丹学的风气,著有《指玄篇》《易龙图》《正易心法注》等(部分已佚)。

隋唐时期成立的佛教宗派,如天台宗、净土宗、华严宗、禅宗等,各具教义体系和修行方法。隋代天台智者大师智𫖮关于"三调"和"止观"的论述在传统功法学术领域具有重要影响。他在《童蒙止观》中正式提出"止观"思想,强调通过调身、调息和调心来实现止观法的修习。智𫖮对三调的过程、止法、观法及其临床应用均有系统阐述。此外,《六妙法门》为智𫖮所推行的另一类止观法,是强调调心(数、随、止、观、还、净)与调息相结合的修习方法。《摩诃止观》是智𫖮晚年最为成熟的止观著作,深入探讨止观的理论与实践。初唐禅宗六祖慧能开创南宗,对"禅"做新的解释,将禅修扩大到日常生活中,不仅在形式上更贴近儒者、士大夫和民众的需求,而且在思想上促进佛家和儒家的汇通,进而丰富和充实了传统功法的实践模式。随着慧能思想的传播,禅宗在唐末五代迅速兴起。

隋唐儒士对佛学的热情支持态度促进了禅宗理论与实践在全社会的迅速传播。尽管如韩愈、李翱、范缜等儒士在儒、释、道、医思想上存在不小的碰撞甚至冲突,但这种对立在某种程度上推动了传统功法学术的发展。通过对不同思想的审视与思考,传统功法的学术探索进行了必要的调整、融合、转变,进而从侧面促进了学术体系的构建。

如上所述,隋唐时期儒、释、道、医多元交融,既竞争又影响,使得四家皆得到进一步充实和丰富。这种交互作用从整体上促进了中医传统功法学术的提升,尤其体现在"术"的层面:其一,功法辨证论治体系得到确立并渐趋完善,适宜病证逐渐明确,诊疗过程也逐步具有针对性;其二,功法更广泛地进入普通百姓的日常养生保健中,推动了中医传统功法在社会中的广泛应用与传承。

（五）两宋金元时期（公元960—1368年）

宋代是中医传统功法学术的继承与发展时期。得益于科技的进步和政府对医学的重视，相关医籍的编撰、校对和刊刻促进了中医传统功法学术传承和传播，促进了金元医学流派的争鸣，为功法的临床应用开创了新局面。此外，儒、释、道三家的新发展对传统功法学术产生重要影响。这一时期，良好的学术风气促进了中医传统功法学术体系的发展。

北宋政府重视医学教育和学术发展，医疗体制大有改进，分立太医局以专司医学教育，翰林医官院以专职医药行政，熟药所、惠民局等以制药售药，养济院、慈幼坊以事慈善救济，又创立校正医书局大规模校修医书。这时期医学分科日趋细化，其中书禁科与中医传统功法较为相关。《神医普救方》是宋政府刊刻的第一部官修方书著作，约在南宋末年散佚。该书辑录《千金翼方》《诸病源候论》等医书和道教典籍中的符禁门知识，这部分内容被《圣济总录·符禁门》引用而流传于后世。北宋晚期，宋徽宗诏令征集当时民间医方、内府秘方、宋及宋以前医书、道教经书等汇编而成《圣济总录》，书中列66门病证与治法，最后的"神仙服饵门"载录服药、辟谷、导引、服气等内容。宋徽宗同时所撰的《圣济经》曾颁布于全国学堂，成为学校教材，以喻晓"养生立命"之理。该书阐发《素问》之要义，论及调神、行气、导引。

医家对中医传统功法在疾病诊治中的运用进行探讨。南宋张锐《鸡峰普济方》、张杲《医说》记载了导引、存思、行气诊疗疾病或养生调摄的方法和案例。金元时期的四大医家均重视中医传统功法在疾病治疗中的应用。其中，刘完素重视存思、吐纳、导引守气和调气的作用，并总结六字诀治疗"火类"病证的经验；张从正将导引作为"汗法"之一；李杲认为夜半守心静坐片时是"生发元气之大要"，而生病之时宜安心静坐以养其气；朱丹溪认为导引可以行气、调寒热，内观养神有助于滋阴清热。元代邹铉续编北宋陈直《养老奉亲书》而成《寿亲养老新书》，主要阐述老年养生调摄和疾病防治，其中详述六字诀调息安神、补泻脏腑、导引养性调神之法。

宋代儒士以知医、参禅、求道为风尚,欧阳修、苏轼、沈括、黄庭坚、陆游等从中汲取养分,各自以出众的才华在著作中发挥和传播存思、吐纳、导引的理论、操作和养生实践。理学的出现是宋代文化最重要的标志。"北宋五子"(周敦颐、张载、邵雍、程颢、程颐)发挥义理性命之说,逐步建立理学思想体系,开创孔孟新儒学。南宋朱熹完善理学思想体系,全面总结"太极"和"理气"。理学家巧妙地将佛、道思想与儒家学说相参,新儒学得到政府认可与支持,成为治国的思想基础。在这种思潮氛围影响下,不仅士大夫阶层和儒者以主张儒、释、道合一,而且理学思想渗入医学领域,影响了后世医家的学术主张(如朱丹溪、张景岳、赵献可等)。元代在汉族儒士的影响下,尊用理学思想,对明清格局产生重要影响。

宋金元时期的佛教,诸宗汇通并深入融合,禅门五宗交替兴盛,与儒、道两家相互影响。其中以禅宗为发展主流,持续繁盛,其次是天台宗、净土宗。

宋金元时期的道教在晚唐兴起的钟吕丹道(内丹)思想的基础上,继续发展。北宋初期,著作佐郎张君房主持编修道家类书《大宋天宫宝藏》(今佚)后择精要万余条辑成《云笈七笺》一百二十二卷,收录较多存思、行气、导引等传统功法相关书籍。例如所录《太清导引养生经》是一部导引养生专经,成书应在北宋之前,其中的治病导引功法又应早于隋朝而为《诸病源候论》所引,在传统功法学术发展史上具有一定价值。

随着发展,道教逐渐分化为南、北、中三派。南宋时期,以张伯端思想为始端,南方地区形成"张伯端→石泰→薛道光→陈楠→白玉蟾"的"南宗"传道系别。张伯端援儒、释入道,所著《悟真篇》被誉为"内丹经之祖",与《周易参同契》并列为丹法之正宗。金元时期,王喆在北方地区创立全真道,经其与门人"全真七子"重构和发展,自成"北宗"一系,尤以长春真人丘处机所创龙门派广为传承[10]。丘处机以全真道理论和儒家忠孝观向成吉思汗讲道规谏,成功影响成吉思汗的治国方针和征伐策略,为后世学者津津乐道。南北二派内丹功法的早期差别在于:南宗主"命"功,北宗主"性"功。至元代,以李道纯为首的中派,调和南北两派之学于一炉,强调"性命双修"。代表作包括李道纯《中和集》、萧廷芝《金丹大成》、陈虚白《规中指南》、陈致虚《金丹大要》等。内丹道既具备完善的理论,又重视内修实践。尽管其流传过程中带有宗教色彩,但其理论与实践在客观上推动了传统功法学术体系(尤其是静功体系)的完善,再次发展了传统功法学术体系中动静结合、形神共养的思想。内丹道理论中精气神的相关论述,亦促进了中医学术体系中精气神学说的发展。两宋之际,曾慥编撰的《道枢》辑录南宋以前内丹调神、调息、调身理论与技术;元代初年,钟吕丹道南宗徒裔编集《修真十书》,收集隋唐、两宋以至元初内丹道的代表性著作。这两部类书为学界研究内丹道功法提供了重要文献资料。此外,《修真十书》所载曾慥《临江仙》记录钟离八段锦及后人的编创,不仅包含坐式八段锦的具体操作,还有相应的图谱。

综上所述,宋金元时期,中医学术在隋唐多元发展基础上再度兴盛。医学与儒、释、道之间的互鉴达到了一个新阶段,儒、释、道、医四家从实用和实效出发,在各自领域内对传统功法相关理论和技术钻研探微、推陈出新,推动了中医传统功法的学术传承、发展和传播。

(六)明清时期(公元 1368—1911 年)

明清时期是中医学术发展的繁荣时期,不仅医家辈出、百家争鸣,而且医籍刊刻数量远超以往。这一时期,太医院中设医学十三科,但其中的祝由、按摩两科渐渐失传,只存于民间,其中按摩科被改称为养生科。养生科即"修养家导引、按摩、咽纳"。明代涌现出众多养生家,他们中既有医家、道家,也有儒士、居士。中医传统功法得到儒、释、道、医各家更深入的钻研和应用。不仅大量的著作中收录了传统功法相关内容,甚至还有传统功法的专门著作被刊刻流传,传统功法得到社会各阶层更广泛的认可。

明清两代的医家探究传统功法理论与实践,不仅关注养生与保健,还致力于理解人体生理功能,寻求功法在疾病诊治中的应用。明代李时珍考究《内经》

《难经》,汇集诸说,并融汇内丹学,著《奇经八脉考》,论证奇经八脉理论和临床证治,认为通过功法实践可以深入了解奇经八脉、实现病证防治和认识生命现象。张景岳以易学和内丹学阐释"命门"理论,提出独特的临床观点,对调神、吐纳、导引颇为重视[11]。李梴在其所著《医学入门》中阐发对调神、调息、调身的见解,将功法分为动静两类,结合临床病证辨证施功。万密斋在《养生四要》中对"寡欲""慎动""法时""却疾"提出独到见解,论述静坐调息和导引的理论与实践。杨继洲在汇编的《针灸大成》中对针法和经络的论述,结合存思、吐纳、导引等内容,为后世功法结合经络的理论与实践提供了指导。王肯堂在《证治准绳》中论及眼疾 171 症,其中对"青盲"诊疗提出"有能保真致虚,抱元守一者,屡有不治而愈",为后世应用中医功法防治青光眼提供经验借鉴。清朝时期,张璐在其《张氏医通·卷六神志门·走火入魔》中记载了功法练习不当导致的副反应,分析其病因、病机、症状和辨证用药。除上述所举,还有许多医家如龚居中、傅青主、冯兆张、程国彭、方开、徐大椿、沈金鳌、周学霆等也为中医功法学术体系的丰富和发展做出重要贡献,限于篇幅不一一详述。此外,还有一些医家援医入丹术,从医学角度探讨内丹道的理论,如楼英以《医学纲目》成就最高,同时热衷内丹法,作《周易参同契药物火候图说》阐发《周易参同契》内丹思想。

许多医籍方书收载传统功法,以为养生和医疗的方法。明代周定王朱橚与教授滕硕、长史刘醇等人编纂的《普济方》,收载了《诸病源候论》《千金要方》《圣济总录》导引、行气、存思具体操作数百条。宁献王朱权撰《活人心法》阐述导引、行气、调神之法,并收录坐式八段锦、六字诀、四季养生导引等功法内容,影响深远,后世《类修要诀》《保生新鉴》《遵生八笺》等重要著作均有引录。医家龚廷贤在《寿世保元》中记录其临床经验和学术思想,重视调神、调息对病证的调摄作用,并专列"呼吸静功妙诀",援引"太上玉轴六字诀"。徐春甫编集的大型综合性医学全书《古今医统大全》,收录和阐发中医功法存思、调气、导引的理论和操作。明清之际,李中梓搜集古代存思、吐纳、导引之法,载于《删补颐生微论》，门人尤乘得其真传，结合临床经验编撰《寿世青编》，在上卷中辑录了丰富的调身、调息和调神理论与实践指导。清代中叶，陈梦雷编写的《古今图书集成》是中国现存规模最大的类书，以广博精详享誉海内外。其中"艺术典·医部"辑录清代以前 120 余种重要医籍，在各科疾病证治中，分列方药、针灸、导引（内容涵盖导引、存思、行气）三种治疗方法[12]。

明清时期，儒家的发展进入新的高度，出现理学、心学、气学、考据学等学派。自明初至清代，全国官办学校皆推行程朱理学。程朱理学强调的"格物致知"理念，深刻影响了当时的教育内容和方法。明代中晚期，王阳明提出"心即理""致良知""知行合一"的哲学思想，逐渐传遍大江南北，被称为"阳明心学"。"格物致知"是阳明心学和程朱理学争议的焦点，王学更注重向内求，追求格内心之物；程朱理学则更强调向外求，主张格外界事物之理。晚明清初，王船山对宋明儒学进行了反思和总结，推进了"格物""致知""知行"之辨，继承并发展张载的气一元论，提出"理气浑然，是为本体""气有必养""存神即以养气""气以守中而不丧则寿"等观点，著书深研四书五经，影响深远。

道家的丹道流派日趋成熟并逐渐完善，功法逐渐定型。此时最具影响力的人物首推张三丰。张三丰"学览百家，理综三教"，开创武当道派，总结和深化唐宋以来内丹道理论，传世著作有《大道论》《玄机直讲》《玄要篇》等。清初李涵虚重编《张三丰全集》记载其相关功法与事迹。明嘉靖年间，陆西星创内丹道东派，著有《方壶外史》《三藏真诠》《悟真篇注》等；清代咸丰年间，李涵虚创西派，著有《道窍谈》《三车秘旨》。明代编纂的《道藏》（包括《正统道藏》和《万历续道藏》），集中体现宋以来内丹道流派发展成就。

明清时期的养生家编撰了大量与传统功法及养生相关的专著，如《修龄要指》《保生心鉴》《遵生八笺》《万寿仙书》《摄生三要》《类修要诀》《养生导引法》《赤凤髓》《易筋经》《颐养诠要》《新出保身图说》《幼学操身》《易筋经外经图说》等，主要记载了六字诀、长生十六字诀、坐式八段锦、站式八段锦、十二段锦、十六段锦、五禽戏、二十四气导引、易筋经等锻炼方法与图谱。

　　由上可知,中医传统功法相关学术著作出版量在这一时期达到了新高峰,传统功法在"术"的应用层面较以往更加丰富,使得中医功法学术持续发展,既具有综合性又具有专科性。与此同时,儒、释、道以及医家更加广泛而细致地阐发传统功法,不仅丰富了理论基础,也促进了其在实际应用中的发展。传统功法所承载的技术价值和社会价值因此更加凸显,成了人们日常生活和防病治病的重要组成部分。

二、近现代中医功法的传承与发展

　　1949 年中华人民共和国成立后,中医学进入新的发展时期,中医功法学术得以继续推进和深入。学界采用"气功疗法"或"气功"表达传统功法对疾病预防、治疗、康复的学术实践和临床诊疗[13]。全国主要形成南北两个气功疗法的实践基地,有力地推动了新时期学术的早期发展。北方代表机构为北戴河河北省气功疗养院[今河北省康复医院(河北省医疗气功医院)],代表功法为内养功,早期专家为刘渡舟、刘贵珍;南方代表机构为上海市气功疗养所(今上海市气功研究所),代表功法为放松功,早期专家为蒋维乔、陈涛。学界将北方内养功、南方放松功誉为"南北双璧"。气功疗法的科学研究涵盖基础研究、临床研究和文献研究。基础研究围绕气功原理和功法效应展开,临床研究涉及循环系统、内分泌系统、呼吸系统等不同系统疾病和精神疾病,文献研究侧重于中医功法的理论总结、功法技术挖掘和专业书籍整理。早期人才培养主要通过举办气功师资训练班、气功学习班和在中医院校开设气功课程实现。1978 年以后,国家支持和科学研究热潮促进了全国气功科学推广普及。为推进气功学术的规范化交流和传播,气功学术期刊陆续创建。此后 20 年气功专业学术书籍陆续出版,其中较具有影响力的著作包括马济人先生编著《中国气功学》、林雅谷先生主编《中国医学百科全书·气功学》、马济人先生主编《实用中医气功学》,以气功学术专著的形式对大众进行正确引导。为推进气功学术的健康发展和正向传播,2000 年起,国家从医疗系统和体育系统对气功进行统一管理。这一时期,传统功法学术发展侧重于内涵建设、科学研究、人才培养和学术交流。

内涵建设方面,学界没有停止反思学术发展过程中所遇到的问题和困难、所经历的起伏和挫折。在始终保持与党和国家政策相一致的前提下,学界在积极推动中医功法学术发展上做出很大努力。2003 年,国家体育总局健身气功管理中心组织编写《健身气功·八段锦》《健身气功·六字诀》《健身气功·易筋经》《健身气功·五禽戏》,由人民体育出版社正式出版发行。北京召开全国试行推广四种健身气功工作会议,上海举办首期全国健身气功管理干部培训班。2009 年,国家体育总局创编十二段锦、导引养生十二法、太极养生仗、马王堆导引术、大舞五种健身气功功法。2005 年,北京中医药大学主编、上海中医药大学副主编《中医气功学》作为新世纪高等中医院校规划教材出版。河北省医疗气功医院坚持以中医为基础,以医疗气功和太极拳为特色,重点突出中医康复特色优势,2012 年被国家中医药管理局确定为"十二五"中医重点(培育)学科(中医气功学)建设单位、全国医疗气功技术协作组牵头单位、全国疗养系统中医治未病服务试点工作牵头单位。2015 年,上海市气功研究所提出"气以臻道"学术思想倡言。2016 年,上海中医药大学、上海市中医药研究院在世界卫生组织指导下成立"太极健康中心"。"太极健康"被纳入《中华人民共和国国家中医药管理局与世界卫生组织关于传统医学合作的谅解备忘录》。2018 年,上海市人民政府将"太极健康"模式纳入《上海市中医药发展战略规划纲要(2018—2035 年)》。至今,上海有 38 家社区卫生服务中心成为"上海中医药大学太极健康实践基地",为继续研究、推广和实践"太极健康"模式,推动以中医功法等中医健康服务。

科学研究方面,以中医药大学、气功科研机构、体育院校为主的专业机构从不同角度开展研究取得一定进展。第二章将基于相关循证医学证据呈现和阐述传统功法的科研进展,故本节不展开赘述。

人才培养方面,科研院所和高校教育是最主要途径。上海市气功研究所、北京中医药大学气功教研室、江西中医药大学气功科学研究所拥有专业科研人员;北京中医药大学设有"气功方向"博士研究生培养;上海、北京、江西等中医药大学开设本科生"中医气功学""中医导引学"等课程。近年来,中医功法在学术和医疗中逐渐受到重视,但从业的专业队伍仍然相对较小,尚不能满足本学术领域对人才的需求。如何走出人才紧缺的困境和完善传统功法的现代发展是学界需要继续解决的问题。以目前现状而言,不仅需要继续培养中医气功专业人才,增强气功科研、教学与中医临床诊疗之间更密切的联系,而且需要加大政策引导和支持、吸纳高水平复合型人才进入科教研队伍。

学术交流方面,世界性、全国性、地方性的学术研讨会是促进传统功法学术交流、合作和联系的主要方式。医学气功的学术团体主要有世界医学气功学会、中国医学气功学会,健身气功的学术团体主要为国家体育总局健身气功管理中心下设中国健身气功协会。这些学术团体促进了学术及文化交流。1986年,上海市气功研究所召开中外气功研讨会,开创国际医学气功交流先河,并延续至今。2017年,首届上海国际太极健康研讨会举行,至2023年已成功举办四届。上海中医药大学"太极健康中心"在希腊、西班牙、法国等国家和地区相继成立多家"太极健康中心"海外分中心和"太极健康实践基地"。此外,WHO正式颁布的《中医药术语国际标准》中纳入上海市气功研究所编撰《中医气功常用术语辞典》相关内容。《中华传统经典养生术》丛书两辑一共13种(易筋经、古音六字诀、逍遥功、八段锦、天柱导引功、松柔功、六合功、放松功、神气五行操、站桩功、《诸病源候论》导引术、行步功、卧功)陆续在2015至2023年出版发行,其中第一辑八种分别被希腊和西班牙的出版社引进,在当地分别出版发行希腊文和西班牙文版,为中医气功在海外的传播提供了更为丰富的学习载体。

［小结］

从古代至近现代的发展简史中,我们可以找到中医功法由道及术、由术入道的发展脉络。作为致力于中医功法科教研工作者,梳理和研究其发展简史的根本意义,不仅在于了解各个历史时期的学术发展状况,更在于深入思考、汲取经验和智慧。我们应将理论与实践相结合,探究中医功法学术发展的连续性和因果性,进行因时、因地、因人的客观分析,去伪存真,从而更清晰、更全面地认识中医功法的学术体系。

如果说有什么线索一直贯穿在中医功法学术体系的发展与构建过程中,那么儒、释、道、医四家的互动无疑是最重要的线索。在学术发展的长河中,我们可以清晰地看到,四家不仅相互争鸣,更相互启发、渗透和影响,最终共同推动中医功法学术的繁荣与发展。如果要探寻维系学术体系中四家互动并促进近现代学术复兴的核心因素,那么"道"与"术"无疑是关键所在。道与术为一体,道以生术,术以臻道。道为纲,术为目,纲举目张;有道无术,术尚可求;有术无道,则止于术。学术若要大成,必先明道;若不明道,终究只能是小器。只有"道""术"并进,中医功法学术体系才是完整的、系统的、活泼的、深刻的。

参考文献

[1] 严世芸.中医学术发展史[M].北京:科学出版社,2021.

[2] 林雅谷.中国医学百科全书·气功学[M].上海:上海科学技术出版社,1988.

[3] 马济人.实用中医气功学[M].上海:上海科学技术出版社,1992.

[4] 郝勤.导引养生[M].成都:巴蜀书社,1995.

[5] 吴志超.导引养生史论稿1995[M].北京:北京体育大学出版社,1996.

[6] 程雅君.中医哲学史:第1卷 先秦两汉时期[M].成都:巴蜀书社,2009.

[7] 杨曾文.佛教与中国历史文化[M].北京:金城出版社,2013.

[8] (释)印顺.中国禅宗史[M].上海:上海书店,1992.

[9] 程雅君.中医哲学史:第2卷 魏晋-金元时期[M].成都:巴蜀书社,2010.

[10] 卢国龙.道教哲学[M].北京:华夏出版社,2007.

[11] 程雅君.中医哲学史:第3卷 明清时期[M].成都:巴蜀书社,2015.

[12] 中国学术名著提要编委会.中国学术名著提要(第1—5卷)[M].上海:复旦大学出版社,2019.

[13] 朱建平.百年中医史[M].上海:上海科学技术出版社,2016.

第二节
中医功法的基本分类与操作方法

一、中医功法基本分类

中医功法学术发展经历了漫长的历史过程。在其学术发展的不同历史时期，由于时代不同、环境有别、师承授受、医疗实践经验等综合原因，形成了各具特点的不同学派。

如果按功法理论和内涵分类，主要可分为医家、道家、儒家、佛家四大类。不同学派学术理论、见解和实践操作各具特色，为后世从不同角度研究和实践传统功法起到了导向作用。

如果按功法外在形式分类，主要可分为动功、静功两大类。动功是指练功过程中，练功者的形体和体位处于运动状态，形体和体位的运动变化符合气血运行规律的一大类功法。动功之动，非绝对的动，特点是外动内静，动中求静，以调身结合调心、调息，做到意气为君，骨肉为臣。静功是指练功过程中，练功者的形体和体位基本保持静止状态，内在气血和畅符合运行规律的一大类功法。静功之静，非绝对的静，特点是外静内动，静中求动，以调心结合调身、调息，做到凝神静气，杂念减除，精神充足，术语称"心死神活"。中医传统功法的动功和静功非完全割裂，无论是动中求静或是静中求动，守正初心，循序渐进，动静一如，更易进入形神合一、身心互融的境界，从而更有利于病证减轻，病情改善。

二、中医功法基本操作方法

中医功法的基本操作方法有调身、调息和调心三大类。调身指调节人体的外形姿势和状态,调息指调节人体的呼吸形式和状态,调心指调节人体的精神、思维方式和状态。不同功法对调身、调息和调心的具体操作存在不同,但是基本要求是相通的。调身,基本要求是形正、体松;调息,基本要求是气息柔、细、匀、长;调心,基本要求是专注、清静、愉悦、觉醒。"三调"各有其用,但相互结合不可割裂,调身时体会外形姿势和结构与呼吸状态、精神状态变化的关联,身正、气顺、内心得到滋养;调息时不是机械地在呼吸方式上下功夫,而是感受心息相依、神气相合;调心时神意清明,细致体察精、气、神的变化,探索生命本质与规律。"三调"中又以调心为核心,调身、调息为辅佐。如《淮南子·原道训》所言"以神为主者,形从而利;以形为制者,神从而害"。

(一)调身

调身的具体操作包括坐、站、卧、行四种。坐式应用最为普遍,主要包括盘坐式(自然盘、单盘、双盘)、平坐式、靠坐式、跪坐式,古籍记载还有端坐、踞坐、跂坐等。盘坐式最为安稳,是较理想的练功姿势。对于老年和体弱患者,应根据实际情况开展,不宜强行盘坐。平坐式和靠坐式适合大多数患者。老年和体弱患者不建议进行长时间的跪坐式。站式主要包括无极式、三圆式、下按式等,站式适合病情较轻且体力较好的患者。卧式主要包括仰卧式、俯卧式、侧卧式、半卧式,仰卧式适合体弱患者及睡前练功,但容易陷入昏沉,故早期以卧式为主,逐渐改为卧式和坐式交替,康复后宜增加坐式和站式的练习。行式常用有太极步、八卦步,以及模仿禽鸟的步行如熊步、鸡步,行步练习有助于提高腰胯腿部的稳定性、支撑性、柔韧性和灵活性。

调身姿势的选择和应用,主要从患者的病证、病情阶段、体质、生活习惯、气候环境等因素考虑。当然,还需结合练习功法的不同阶段进行决策。治疗过程既不能急于求成,也不能懈怠散漫放任自流,而要循序渐进指导,帮助患者更好掌握和理解动作练习要领,以实现病证缓解。

（二）调息

调息的常用具体操作包括自然呼吸、纳气（鼻纳气、口纳气）、发音呼吸、不呼不吸、闭气。呼吸训练需在自然的基础上进行，对于初学者，尤其强调以自然呼吸为主，刻意用力调整呼吸反而容易造成身体紧张、呼吸急迫。初学更不可在无专业医生指导或陪同下进行闭气，以免气机壅塞伤及身心。

学习调息可以有 3 个步骤：首先，在松静自然的状态下，以"呼"入手，找到放松、宁静的感受；其次，在"吸"中找到放松和宁静；再次，在"不呼不吸"中找到放松和宁静。依照得当的方法，循序渐进地练习，有助于气机和畅，脏腑功能便得到加强。练习过程杂念多时，可以数息、听息、随息，以帮助摄心，安定心神、减少杂念。鼻纳气和口纳气常用于引气至形体官窍、脏腑经络，以开窍或宣导气机，直达病所，调整相应局部功能缓解病证。发音呼吸中特殊的字诀发音有助于调和脏腑，促进人的脏腑之间、人与天地自然之间的气机沟通神气往来。发音呼吸以六字诀应用最为广泛，六字诀发音以泻相应脏腑实气以祛除病邪为主，因此相对更适合实证患者。对于虚证患者，字诀发音慎用，应中病即止，以免过伤正气。临证经验丰富的医生，可以根据五行生克的关系，发"己所不胜"之字诀音，以泻为补；也可以通过调整发音的长短、呼与吸的长短来调整补泻；也可以在发音呼尽之后，稍仰头以口鼻微张，徐进天地自然清气，补充脏腑精气（宜在绿树成荫、清幽洁净环境中进行，忌大寒、大暑、大风、大雨、迅雷、大雪环境）。

调息方法的选择和应用，同样是基于患者的病证、体质等情况，出于防治疾病的目的考虑。如果形不正，气不顺，心不宁，盲目追求机械的、外在的呼吸形式，或苛求短期疗效而选择与患者不相适应的呼吸方式，只会徒增身体伤害。

（三）调心

调心的常用具体操作包括意守、观想、禅观。中医将人的意识与意念概括为心神的作用。《素问·灵兰秘典论》言："心者，君主之官也，神明出焉。"《素问·上古天真论》言："恬惔虚无，真气从之，精神内守，病安从来。"调心凝神有助于培育正气，病邪不能侵犯致病。意守是将意念安放于身体内或身体外一处，其目的是摄心归一，"一念代万念"，逐渐入静状态，并在此基础上体察身心状态的变化进而自我调整。意守更深层在于守窍。常用意守部位如丹田、劳宫、涌泉、关元、气海、命门等穴，多为精气神留藏汇聚或流行出入之窍穴，临床实践运用得当可以取得较好功效。

观想的范围，相对意守而言更为广泛，可以将意识存思于体内（如五脏、丹田），也可以存思于体外（如日月、星辰、云雾等天象景物），也可以存思各类神真。单独存思身内、身外诸神者名"存神"。如《诸病源候论·毛发病诸候》记载："思心气上下四布，正赤通天地，自身大且长。令人气力增益，发白更黑，齿落再生。"观想的目的是摄心归一，心于一境，心物合一，天人相应，以助于探索生命本质与规律。如《道德经·第十六章》所云："致虚极也，守静笃也。万物并作，吾以观复也。夫物芸芸，各复归于其根。归根曰静，静曰复命。复命曰常，知常明也。"

禅观，"禅"为"禅那"之简称，通称"止观"。"止"即"定"，"观"即"慧"。止，使观察对象"住心于内"，趋于无想，心境合一的状态；观，专注一处，澄心静虑，觉照事物真性，生起智慧。简言之，念念归一为"止"，了了分明为"观"。"止""观"方法可交替应用，相互促进。不同学派的具体操作方法有所不同，大体原则以静入手，以道为归。《童蒙止观》《摩诃止观》记载止法可治疗上气胸满、两胁痛、背膂急、肩井痛、心热懊痛、烦不能食、头痛、眼睛赤疼等病证；观法可治疗五脏所主之病、肿满、身体枯瘠、腹痛下痢、身体虚悬、呕逆气满等病证。

调心的过程注意避免着意、着相和执着三种倾向。用意要轻，不刻意追求片面的舒适感受和练功感觉，不执着于练功景象和表象。初学调心的时间不宜过长。需逐渐练习克服散乱（思想不集中，念头杂乱）与昏沉（用意不及，昏蒙欲睡）。随着练习的积累和入静层次的深入，才能进入心物合一境界。调心贵在清净不执着且知行合一，如《庄子·应帝王》所言"至人之用心若镜，胜物而不伤"。作为一项疾病干预措施,临床医生需在辨证的基础上,对患者拟定实施调心治则与实施步骤。实施过程需密切关注患者的练习进展,鼓励患者主动交流,根据患者情况调整功法处方。临床实践中,提倡练养结合、活泼有趣、循序渐进,如此可提高调心质量,保证功法疗效。

第三节
中医功法的临床诊疗特色

一、遵循中医诊疗原则与方法

(一) 辨证施功,扶正祛邪

辨证论治是中医诊疗的基本原则,即通过四诊(望、闻、问、切)收集症状和体征,综合分析后运用八纲、脏腑、六节、经络、病因、卫气营血等理论进行辨证,判断疾病的原因、性质、部位及邪正关系,从而确定"证",并制定相应治疗方法。辨证尤其是要认识气机的变化,正如《素问·八正神明论》所强调:"上工救其萌芽,必先见三部九候之气,尽调不败而救之,故曰上工。下工救其已成,救其已败。救其已成者,言不知三部九候之相失,因病而败之也。知其所在者,知诊三部九候之病脉处而治之,故曰守其门户焉,莫知其情,而见邪形也。""辨证施功"即根据辨证结果,选择和实施相应的中医功法治疗方案。中医治疗病证的基本原则是"扶正祛邪","正""邪"描述的是气机的性质。中医认为,病证的发生与发展是正邪气机斗争和动态变化的过程,正气盛则邪气退,邪气强则正气难以抗衡。"扶正"指扶助正气,"祛邪"指祛除病邪。在临床实践中,中医功法通过调身、调息、调心来调整气机,实现扶正祛邪。具体应用时,扶正与祛邪常结合运用,相互补充。

中医古籍如《诸病源候论》《普济方》《古今图书集成·医部全录》《杂病源流

犀烛》等,对辨证施功有丰富记载。其中,隋朝官修医书《诸病源候论》最为系统。该书50卷,记录1 739种病候,是中国首部专论病因、病机和证候的专著。其最大特色在于治疗部分不载一方一药,而专载"养生方"和"导引法"。书中系统阐述不同病证的病因、病机、证候,并对气机、阴阳、虚实、邪正关系有明确判断。全书所载287条功法依据证候选用,五脏六腑病候均有相应功法。例如,基于阴阳、四时、人的气机变化提出五脏相应功法:"肝脏病者,愁忧不悦,悲思嗔怒,头眩眼痛,呵气出而愈。""心脏病者,体有冷热,若冷,呼气出,若热,吹气出。""脾脏病者,体面上游风习习,痛,身体痒,烦闷疼痛,用嘻气出。""肺脏病者,体、胸、背痛满,四肢烦闷,用嘘气出。""肾脏病者,咽喉窒塞,腹满耳聋,用呬气出。"《诸病源候论》系统而深入地应用中医功法防治病证,是中医学术史上中医功法辨证论治的集大成者。

现代社会越来越重视中医功法作为补充和替代疗法应用于各种病证。然而,若不加辨证,不明邪正虚实,妄用功法,不考虑扶正祛邪,则难以取得良好疗效。要灵活应用中医功法防治病证并提高疗效,必须在临床实践中仔细揣摩,逐步提升中医理论和实践水平,培养敏锐的观察力和判断力,除此之外,别无捷径。

(二) 未病先防、既病防变和瘥后防复

《内经》强调"不治已病治未病,不治已乱治未乱",其蕴含的养生原则对中医功法应用具有指导意义。《素问·四气调神大论》通过四时变化阐述阴阳气机转化,指出人在形体和精神层面都应顺应阴阳气机变化,才能"生气不竭"预防病证,这即是"治未病"养生思想。这一思想贯穿于中医诊疗全过程,强调养生大于单纯的养身。"治未病"思想探究如何根据生命发展规律保养身心,促进健康。养生即养人之形神顺应自然的能力、阴阳和调的能力,以及生长化收藏的能力。《素问·生气通天论》尤其强调阳气在养生中的重要性:"阳气固,虽有贼邪弗能害也,此因时之序""阳气者,精则养神,柔则养筋""阴平阳秘,精神

乃治"。

"治未病"涵盖未病先防、既病防变和瘥后防复三个方面：在亚健康和疾病尚未发生前，通过中医调摄进行预防（"未病先防"）；在疾病早期或发生时，及时调养和防止疾病加重或传变（"既病防变"）；在疾病将愈或初愈时，继续调护以防复发（"瘥后防复"）。中医基于整体观，通过气机探讨病证的性质和发展规律，强调人与自然、人与社会、人与自身的和谐共处。这与西医对自然环境、气候变化、社会环境和生物节律对疾病影响的关注相契合。现代经济发展和社会转型已显著改变全球疾病谱。研究显示，心脑血管疾病、恶性肿瘤、糖尿病、慢性呼吸系统疾病等慢性非传染性疾病，以及焦虑症、抑郁症等精神卫生问题，与上述影响因素密切相关。随着"生物-社会-心理-环境"医学模式的提出，中西医优势互补，有望更有效地应对传统生物医学模式难以解决的复杂疾病。第二章将探讨中医功法在现代养生"治未病"的相关临床证据和社会意义，本节不展开赘述。

二、天人相应

中医基于"天人相应"整体观来认识人的生命活动，强调人与环境的和谐，认为天、地、人为一体。《类经》指出："人禀天地阴阳之气以生，借血肉以成其形，一气周流于其中以成其神，形神具备，乃为全体。"《素问·宝命全形论》也提道："夫人生于地，悬命于天，天地合气，命之曰人。"《灵枢·岁露论》曰："人与天地相参也，与日月相应也。"因此，中医在养生和防治病证时是将人置于更大的动态复杂系统中去研究，保持人与天、地、自然的和谐是实现身心和谐与健康的关键。

若能顺应自然规律而养生，人的各种生理和心理功能将保持有序且稳定的节律，维持阴阳和谐的健康状态。反之，若违逆自然规律，各种生理和心理功能节律会紊乱，适应自然环境、气候变化和社会环境的能力减弱，生物节律失调，防御抗邪能力下降,从而进入亚健康或疾病状态。此时,需要从人的形与神,以及人与天、地、自然的不同层面去寻找相应的原因和解决办法。如《素问·脉要精微论》云:"万物之外,六合之内,天地之变,阴阳之应⋯⋯四变之动脉与之上下⋯⋯是故冬至四十五日阳气微上,阴气微下;夏至四十五日阴气微上阳气微下,阴阳有时,与脉为期,期而相失,知脉所分。分之有期,故知死时⋯⋯从阴阳始,始之有经,从五行生,生之有度,四时为宜。补泻勿失,与天地如一,得一之情,以知死生。"

中医古籍中有许多以"天人相应"为指导,遵循时间与经络脏腑、地理方位、日月星辰与人体阴阳规律应用中医功法的例子。例如,《诸病源候论·心腹痛病诸候》首先指出心腹痛的病机:"由腑脏虚弱,风寒客于其间故也。邪气发作,与正气相击,上冲于心则心痛,下攻于腹则腹痛,上下相攻,故心腹绞痛,气不得息。"随后应用相应功法:"行大道,常度日月星辰。清净以鸡鸣,安身卧,漱口三咽之。调五脏,杀蛊虫,令人长生,治心腹痛。"

中医功法通过患者自我身心锻炼,提升对气机变化规律的觉察能力,增强适应自然环境、气候变化、社会环境和生物节律的调节能力,从而促进健康。这种自我主动干预的方式,是中医功法区别于其他中医治疗措施的最大特点,也使其具备了培养人们终生防病治病能力的独特优势。这正是中医功法对"天人相应"养生思想的具体应用。《易经·说卦》云:"穷理、尽性,以至于命。"此言通过探索万物原理和规律,掌握生命本源,进而改变生命的方向与形式。

[小结]

中医诊疗原则与方法对中医功法临床实践的指导意义在于明确中医功法的实施必须具体落实到辨证的基础上,再选择适当的功法来扶正祛邪,从而防止病证的发生和发展。《内经》明确指出,无论是在辨证诊断,还是在"治未病"与养生保健中,都必须重视对气机变化的观察与调节。"天人相应"整体观认为,人生天地之间,宇宙之中,一切生命活动都与自然息息相关。正因为人与天、地、自然相通、相应,因此不论昼夜晨昏、四时气候、地理方位,或是日月星辰的运行,都会对人产生影响。在这个大系统中若想获得健康,首先必须顺应自然规律,其次还需慎防外界异常变化对身心的不利影响。中医功法的临床实践正是基于"天人相应"理念,通过提升患者对内外气机变化的观察和调节能力,从而维护和促进身心健康。这不仅有助于调整个人的生理和心理状态,还能增强人与社会、自然之间的和谐,以实现整体健康的目标。

有学者认为,近现代中医的一个危机在于"重其术而略其道",即只重视中医技术的应用而忽视其深厚的传统文化背景、哲理基础和人文精神。因此,我们认为在本章最后一节对中医功法的临床诊疗特色进行简要介绍具有重要现实意义。尽管中医功法的形式和方法各具特色,但正如我们一直所强调的那样,"道与术为一体,道以生术,术以臻道",其临床实践的本质在于通过中医诊疗原则帮助患者认识自己,探索天、地、人的规律,调畅气机,最终实现生命的自然流淌、身体健康、内心宁静与道德提升。

（陆颖　赵晓霆）

第二章　中医功法适宜病证谱总体研究

第一节
中医功法适宜病证谱概念

一、国际疾病分类

国际疾病分类(the International Classification of Diseases，ICD)由世界卫生组织(World Health Organization，WHO)发布。它是系统记录、报告、分析、解释死因与疾病数据的国际标准,为疾病、损伤和死亡原因的分类以及健康状况的标准化报告与监测提供了一种国际通用语言,可用于医疗保险报销、国家健康规划管理、全球健康进展跟踪、卫生资源分配决策,也可供医学数据收集专家和研究者使用[1]。

ICD 的发展历经百余年。1900 年,WHO 发布国际疾病分类第一次修订本(ICD-1),而后每 10 年左右进行一次修订。1990 年世界卫生大会审议通过 ICD-10,并于 1993 年正式生效。迄今,ICD-10 在疾病与死因统计、医疗费用给付、医疗机构绩效评价等各个方面都得以广泛应用。全球范围内已有近 120 个国家采用 ICD 进行卫生数据统计[2]。ICD-10 被 2 万多篇科学论文引用[1]。

随着医学与科学的发展,以及各国对 WHO ICD 的扩展与补充,WHO 于 2007 年开始研制 ICD-11,以更好地反映卫生科学和医疗实践的进展,更好地使其与信息技术的进步保持一致。经 2019 年世界卫生大会审议,决定 ICD-11 于 2022 年 1 月正式生效,将其用于国际报告。

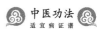

2023 年 1 月更新的 ICD - 11 共有 28 章，详见表 1。

※ 表 1　ICD - 11 章节内容 ※

章 节	内 容 描 述*
01　某些感染性疾病或寄生虫病	本章包括细菌、病毒、寄生虫或真菌等病原生物或病原微生物引起的某些情况。其中，胎儿或新生儿感染、人类朊病毒病、肺炎归属其他章节
02　肿瘤	肿瘤是指与正常机体组织生长、替代或修复需求不协调的一种异常或失控的细胞增殖。本章包括脑或中枢神经系统、造血或淋巴组织，以及其他组织器官的恶性肿瘤、原位肿瘤、良性肿瘤等。其中，遗传性癌症易感综合征归属其他章节
03　血液或造血器官疾病	本章包括贫血、凝血障碍等血液疾病和脾脏等造血器官疾病。其中，造血或淋巴组织肿瘤，及血液、造血器官或免疫系统的症状、体征或临床所见归属其他章节
04　免疫系统疾病	本章包括原发性免疫缺陷、获得性免疫缺陷、非器官特异性系统性自身免疫病、自身炎症性疾病、变应性或过敏症等。其中，器官特异性自身免疫性疾患(如自身免疫性肝病)，及血液、造血器官或免疫系统的症状、体征或临床所见归属其他章节
05　内分泌、营养或代谢疾病	本章包括内分泌、营养以及代谢疾病。其中，相关的症状、体征或临床所见，以及并发于妊娠分娩或产褥期者归属其他章节
06　精神、行为或神经发育障碍	精神、行为和神经发育障碍是一种综合征，其特征是个人认知、情绪调节或行为临床上的显著紊乱，反映了作为精神和行为功能基础的心理、生物或发育过程中的功能障碍。这些障碍通常与个人、家庭、社会、教育、职业或其他重要功能领域的困扰或损害有关。本章节包括神经发育障碍、精神分裂症、紧张症、心境障碍、焦虑或恐惧相关性障碍、物质使用或成瘾行为所致障碍、神经认知障碍等。其中，睡眠-觉醒障碍、性功能障碍、性别不一致归属其他章节
07　睡眠-觉醒障碍	本章节包括难以启动或维持睡眠(失眠障碍)、过度嗜睡(过度嗜睡障碍)、睡眠期间呼吸紊乱(睡眠相关呼吸障碍)、睡眠-觉醒节律障碍(睡眠-觉醒昼夜节律紊乱)，睡眠中的异常运动(睡眠相关运动障碍)，或入睡时、睡眠中或从睡眠中醒来时出现的有问题的行为或生理事件(异态睡眠)等

续　表

章　节	内　容　描　述*
08　神经系统疾病	本章节包括运动障碍、神经认知损害为特征的疾患、多发性硬化、癫痫、头痛疾患、脑血管病等以神经系统为特征或与神经系统有关的疾病。其中，神经系统损伤、肿瘤、结构发育异常、以中枢神经系统异常为主要特征的综合征、非病毒性和未特指的中枢神经系统感染，以及相关症状、体征或临床所见、孕产期发病均归属其他章节
09　视觉系统疾病	视觉系统包括眼睛和附件、视路和大脑区域，它们启动和控制视觉感知和视觉引导行为。本章节包括眼附器或眼眶疾患、视觉通路或中枢疾患、青光眼、斜视、屈光或调节障碍、视觉功能损害、视力损害等疾病。其中，视觉系统肿瘤、外伤、异物、产伤、结构发育异常，以及皮肤白化病、先天性梅毒眼病等均归属其他章节
10　耳或乳突疾病	本章节包括外耳、中耳或乳突、内耳疾病，以及听力障碍、耳乳突术后疾患等。其中，耳结构发育异常及相关症状、体征或临床所见归属其他章节
11　循环系统疾病	循环系统指将营养物质（如氨基酸、电解质、淋巴等）、气体、激素、血细胞等在体内细胞之间来回传递，帮助抵抗疾病、稳定体温和酸碱度、维持稳态的器官系统。本章节包括高血压、低血压、缺血性心脏病、冠状动脉疾病、肺源性心脏病或肺循环疾病、心包炎、急性或亚急性心内膜炎、心脏瓣膜病、心肌或心腔疾病、心律失常、心力衰竭、动脉或小动脉疾病、静脉疾病、淋巴管或淋巴结疾患等。其中循环系统肿瘤、发育异常、感染、脑血管病，及相关症状、体征或临床所见等归属其他章节
12　呼吸系统疾病	本章节包括上呼吸道疾病、某些下呼吸道疾病（如支气管炎、肺气肿、慢性阻塞性肺疾病、哮喘、支气管扩张、囊性纤维化等）、肺部感染、外部物质引起的肺部疾病（如尘肺）、主要影响肺间质的呼吸系统疾病（如急性呼吸窘迫综合征、肺水肿、特发性间质性肺炎等）、胸膜、膈或纵隔疾患（如气胸、胸腔积液等）、呼吸衰竭等。其中呼吸系统肿瘤、发育性疾病、肺源性心脏病、睡眠相关呼吸障碍，以及相关症状、体征或临床所见等归属其他章节
13　消化系统疾病	本章节包括口腔颌面复合体、食管、胃或十二指肠、小肠、阑尾、大肠、肛管、肝脏、胆囊或胆道、胰腺、腹膜、肠憩室疾病，以及疝、炎性肠病、功能性胃肠道疾患、术后消化系统疾患等。其中，儿科、产科消化系统疾病，以及消化道结构发育异常、消化系统相关症状与体征等归属其他章节
14　皮肤疾病	本章节包括影响表皮及其附件（头发、毛囊、皮脂腺、顶泌汗腺、外泌汗腺和指甲）和相关黏膜（结膜、口腔和生殖器）、真皮、皮肤血管系统和皮下组织的疾病。其中，累及皮肤的恶性肿瘤、外科伤口、新生儿光疗伤、相关症状或体征归属其他章节

续　表

章　节	内　容　描　述*
15　肌肉骨骼系统或结缔组织疾病	本章节包括关节病、与脊柱相关的情况（如脊柱退行性病变、脊椎病等）、软组织疾患（如肌肉拉伤、腱鞘炎、滑囊炎等）、骨病或软骨病（如骨坏死、骨量低下、骨髓炎等）、肌肉骨骼系统或结缔组织某些特指的获得性畸形、术后肌肉骨骼系统疾患等。其中，本系统肿瘤、发育异常、非器官特异性系统性自身免疫病、累及本系统的综合征、相关症状与体征等均归属其他章节
16　泌尿生殖系统疾病	本章节包括女性生殖系统疾病、男性生殖系统疾病、乳房疾患、泌尿系统疾病、某些其他疾患（如女性盆底功能障碍、功能性膀胱疾患等）、本系统术后疾患。其中，以性传播为主要途径的感染性疾患、女性淋球菌性盆腔炎，及相关症状或体征归属其他章节
17　性健康相关情况	本章节包括性功能障碍、性交痛障碍、性别不一致等疾病。其中，生殖器解剖改变、肾上腺性征疾患、以性传播为主要途径的感染性疾患归属其他章节
18　妊娠、分娩或产褥期	本章节包括从怀孕到分娩、产程和分娩期间或分娩后大约六周内子宫恢复到原来大小（产褥期）发生的病症。其中，妊娠滋养细胞疾病归属其他章节
19　起源于围生期的某些情况	本章节包括起源于围生期的疾病，如受母体因素影响的胎儿或新生儿、与孕周长短或胎儿生长有关的新生儿疾患、产伤、胎儿或新生儿感染、围生期或新生儿期各系统疾病、新生儿体温调节障碍等
20　发育异常	本章包括某一身体部位或身体系统产前未能正常发育而引起的情况
21　症状、体征或临床所见，不可归类在他处者	本章中的类目包括一些较为不明确的情况和症状，在未对病例做必要诊察并建立最后诊断时，这些情况和症状可以被标明为"其他方面未特指""病因不明"或"短暂的"。 　　本章中包括的情况、体征或症状有：① 即使在对病例中的所有有关事实调查之后，仍无法做出更明确诊断的病例。② 初诊时存在的、被证明是暂时的、且无法确定病因的体征或症状。③ 对未返回接受进一步诊察或治疗的病人的临时性诊断。④ 在做出诊断前转诊到他处进行诊察或治疗的病例。⑤ 因任何其他原因无法获得更准确诊断的病例。⑥ 提供补充信息的某些症状本身就代表了医疗中的重要问题。 　　临床所见包括体检、实验室和影像技术发现的结果
22　损伤、中毒或外因的某些其他后果	本章节包括由外界力量导致身体的物理或生理损伤，如机械、热、电气、化学或辐射、极端压力，以及缺氧、中毒、植入装置的损坏等原因

续　表

章　节	内　容　描　述*
23　疾病或死亡的外因	本章节对引起疾病或死亡的外界原因从造成损伤是否故意以及由谁造成的角度来分类,包括意外伤害(如意外交通运输损伤、意外跌倒等)、故意伤害、人际关系(如斗殴等)、自残、法律干预、战争、平民暴动等
24　影响健康状态或与保健机构接触的因素	本章中的类目适用于分类于他处的疾病、损伤或外部原因以外的被记录为"诊断"或"问题"的情况。主要有两种情况:① 当一个可能患病或未患病的人因某些特定目的而与保健机构接触时。例如为当前情况接受限定性医疗或服务、捐献器官或组织、接受预防接种或讨论本身不是疾病或损伤的问题。② 当存在影响个人健康状况但本身并不是疾病或损伤的情况或问题时。这种情况或问题可能在人口调查期间被查出,而此人当时可能患病或未患病,或当某人因某种疾病或损伤接受医疗时,作为附加信息记录在案
25　用于特殊目的的编码	本章节包括:① 用于不明原因新发疾病以及紧急使用的国际临时指定编码,如 COVID - 19 及 COVID - 19 后期情况、COVID - 19 相关性多系统炎症综合征等;② 对于不明原因新发疾病的国家临时指定编码
26　补充章:传统医学病证-模块1	本章节包括:① 传统医学疾病;② 传统医学证候;③ 其他特指的传统医学病证;④ 未特指的传统医学病证
V　功能评定补充部分	本章允许建立个体的功能概览和总体功能评分,适用于描述和量化与健康状况相关的功能水平。包括世卫组织开发的两个基于国际功能、残疾和健康分类表(ICF)的工具:世卫组织残疾评估量表(WHO DAS 2.0 36 项版)和残疾示范调查(MDS)
X　扩展码	当需要标明分类于他处疾病的更多细节时,可作为补充或附加编码使用

*注:各章节内容描述参考 ICD - 11 中文版(https://icd.who.int/browse11/l-m/zh#/)。

　　ICD - 11 首次实现为电子环境设计的数字化版本(https://icd.who.int/),支持在线、离线使用;首次纳入传统医学内容,为传统医学数据采集提供了标准化的描述。本研究采用 ICD - 11,对中医功法临床研究涉及的病证进行分类归纳。

二、中医功法病证谱

(一) 中医功法的应用现状

自古以来,人们为了防治疾病、修身养性、延年益寿而创造了多种锻炼身心的方法,如先秦文献中的"吐纳""行气""导引""按蹻",以及后世的五禽戏、八段锦、六字诀、易筋经等。古代儒、释、道、医、武各家均创有不同特点的传统养生功法。近现代人士在其基础上整理编写了现代气功。

这些中医功法在当代社会不仅可推广于健康人群以治未病,也可以作为非药物疗法,促进疾病人群的药物疗效与病后康复,因而受到世界各地的关注与推广。为探讨中医功法对疾病治疗和健康促进的有效性问题,自 1960 年左右起,国内外学者陆续开展相关临床研究,包括临床病例观察、病例对照研究、随机对照试验、队列研究,以及临床试验的系统评价等。其中,中国为相关研究开展最多的国家,此外还有美国、韩国、澳大利亚、加拿大、英国、德国、西班牙、巴西等各洲国家。[3-5]

经学者前期文献计量分析,中医功法临床研究涉及八段锦、易筋经、五禽戏、六字诀、导引术、放松功、站桩、太极拳等多种锻炼方法,干预人群较为广泛。有学者对 2018 年前气功临床研究中文文献(1 707 篇)进行统计,总结气功干预人群涉及 247 种疾病,研究最多的疾病为慢性阻塞性肺疾病、糖尿病、高血压、颈椎病、腰椎间盘突出症、失眠障碍、骨质疏松症等[3,4],大部分研究肯定了气功的有效性,但同时也有一些研究结果提示疗效不确定或无疗效[4]。对 2010—2020 年间太极拳临床研究中英文文献(1 018 篇)的统计中,有 24.4% 的研究评估了太极拳对健康人群的健康促进、平衡控制或预防跌倒、运动生理学或生物力学的影响,总结太极拳干预人群涉及 105 种疾病,其中主要关注的疾病为高血压、慢性阻塞性肺疾病、糖尿病、膝骨关节炎、心力衰竭、抑郁症、骨质疏松症或骨质减少症、乳腺癌、冠心病和失眠[5]。

此外,对于亚健康人群的预防性临床研究也获得开展。如一项使用导引功法预防慢性疲劳综合征(CFS)的随机对照试验,将结合易筋经、八段锦、放松功等传统功法特点形成的 CFS 预防方案用于气虚质人群,认为干预效果优于健康宣教,可以预防这类人群向 CFS 转化[6]。对于老年人骨骼肌减少[7]、认知功能减退[8]等衰老性疾病,研究者开展了多项中医功法的临床研究。中医功法对于中小学生、大学生的心理与行为的影响,已有研究进行观察[9,10]。

随着循证医学研究的开展,中医功法研究证据的试验验证、质量评价与实践推荐得到的关注日益增多。有学者评估 2021 年之前气功与太极拳临床研究的系统评价,认为太极拳和气功在多个系统疾病临床研究证据在数量上呈现增长趋势,但以低质量研究证据居多,高质量证据较少,因此许多疾病的干预效果尚待更多研究证实,仅有中医功法降低高血压、预防跌倒、改善心理健康方面的有效性得到明确肯定[11,12]。尽管如此,随着越来越多中医功法临床研究证据的发布,更多人群的干预实践推荐意见中纳入了对中医功法的强推荐或弱推荐(建议)。例如,中医功法对于慢性肺病患者生活质量的改善作用获得临床试验与系统评价的初步证据支持[13,14],五禽戏、太极拳、八段锦等被《慢性阻塞性肺疾病临床康复循证实践指南》(2021)建议用于稳定期慢阻肺患者。2019 年,新型冠状病毒感染疫情暴发以后,八段锦、太极拳、六字诀、太极混元桩等中医功法被推荐新型冠状病毒感染患者练习,以促进康复[15-17]。总的来看,中医功法已在不同人群、不同疾病中广泛应用,多个层次的医学临床研究正在逐步分析、证实中医功法的临床疗效。近些年来,相关临床研究数量增长较多,研究方法渐渐完善,探讨的临床问题逐步深入。

为了解中医功法适合哪些病证/人群,不同病证人群适宜哪种中医功法的干预,本研究根据循证医学,从具体功法、不同病证/人群、结局指标等角度整理评估相关临床研究,为中医功法的在不同人群中的合理应用与研究提供证据支持。

(二)中医功法适宜病证谱

中医功法适宜病证谱是指中医功法适宜的病证范围,即采用中医功法锻炼可达到治愈、临床治愈或缓解症状,或改善生活质量的病证。中医功法适宜病证谱的梳理,是基于当前的中医功法临床研究证据现状,根据循证医学证据评价体系,相应地对临床研究所涉及的病证进行分类。

当前对临床研究证据的评价与分级标准已发展出多种体系,主要有美国的证据金字塔、英国的牛津大学证据分级标准、加拿大的 GREAD 系统

（Grading of Recommendations Assessment，Development and Evaluation）等。此外，不同专业也在推进证据分级的专门体系，如循证护理学建立的 JBI 证据分级法、中医学正在探讨建立的中医药证据分级体系等。大体上来说，临床治疗相关的研究证据按方法学的可靠性由高到低，依次为基于高质量随机对照试验（RCT）的系统评价、高质量 RCT、观察性研究、基础研究、临床经验。本研究按照证据级别，将适宜病证分类如下：

1）中医功法较为适宜的病证（Ⅰ类）。这类病证相关的中医功法临床研究已开展同质性系统评价、高质量临床 RCT，或为循证临床实践指南/共识引用并形成推荐意见。

2）中医功法可能适宜的病证（Ⅱ类）。这类病证相关的中医功法临床研究已开展临床试验、观察型研究、案例报告等，但尚待进一步开展高质量 RCT 或系统评价。

随着今后中医功法临床研究的不断深入开展，中医功法适宜病证谱也将更新证据，不断完善和更新。

参考文献

[1] ICD-11 实施或过渡指南[EB/OL].[2024-9-24] https://icd.who.int/zh

[2] 国际疾病分类修订历程与现状[EB/OL].（2020-11-06）[2024-9-24] https://icd11.pumch.cn/Home/AnnouncementItem? id=4&page=1

[3] 蒋婧,陆颖,李洁,等.基于现代文献探讨气功适宜疾病[J].中国医药导报,2020,17(24)：157-160.

[4] Zhang YP, Hu RX, Han M, et al. Evidence Base of Clinical Studies on Qi Gong: A Bibliometric Analysis [J]. Complement Ther Med, 2020, 50：102392.

[5] Yang GY, Sabag A, Hao WL, et al. Tai Chi for Health and Well-Being: A Bibliometric Analysis of Published Clinical Studies Between 2010 and 2020 [J]. Complement Ther Med, 2021, 60：102748.

[6] 徐善达,孔令军,朱清广,等.导引功法预防气虚质人群向慢性疲劳综合征转化的临床研究[J].中华中医药杂志,2020,35(12)：6042-6045.

[7] Huang CY, Mayer PK, Wu MY, et al. The Effect of Tai Chi in Elderly Individuals with Sarcopenia and Frailty: A Systematic Review and Meta-Analysis of Randomized Controlled Trials [J]. Ageing Res Rev, 2022, 82：101747.

[8] Park M, Song R, Ju K, Et Al. Effects of Tai Chi and Qigong on Cognitive and Physical Functions in

Older Adults：Systematic Review，Meta-Analysis，and Meta-Regression of Randomized Clinical Trials [J]. BMC Geriatr, 2023, 23(1)：352.

［9］ Tabeshian R, Nezakat-Alhosseini M, Movahedi A, et al. The Effect of Tai Chi Chuan Training on Stereotypic Behavior of Children with Autism Spectrum Disorder [J]. J Autism Dev Disord, 2022, 52 (5)：2180 – 2186.

［10］ Teixeira Lopes L, Matos LC, Gonçalves M, et al. Qigong in Perceptual Auditory Attention：Tool to Improve Sound Integration in Autism Spectrum Disorders [J]. Adv Mind Body Med, 2022, 36(3)：4 – 11.

［11］ Lee MS, Ernst E. Systematic Reviews of T'ai Chi：An Overview [J]. Br J Sports Med, 2012, 46(10)：713 – 718.

［12］ Lee SH, Jeon Y, Huang CW, et al. Qigong and Tai Chi on Human Health：An Overview of Systematic Reviews [J]. Am J Chin Med, 2022, 50(8)：1995 – 2010.

［13］ Chan AW, Lee A, Suen LK, et al. Effectiveness of a Tai Chi Qigong Program in Promoting Health-Related Quality of Life And Perceived Social Support in Chronic Obstructive Pulmonary Disease Clients [J]. Qual Life Res, 2010, 19(5)：653 – 664.

［14］ Gendron LM, Nyberg A, Saey D, et al. Active Mind-Body Movement Therapies as an Adjunct to or in Comparison with Pulmonary Rehabilitation for People with Chronic Obstructive Pulmonary Disease [J]. Cochrane Database Syst Rev, 2018, 10(10)：CD012290.

［15］ 中华中医药学会,中国康复医学会.新型冠状病毒肺炎恢复期中西医结合康复指南(第一版)[J].天津中医药,2020,37(05)：484 – 489.

［16］ Li ZY, Xie ZJ, Li HC, et al. Guidelines on The Treatment with Integrated Traditional Chinese Medicine and Western Medicine for Severe Coronavirus Disease 2019 [J]. Pharmacol Res, 2021, 174：105955.

［17］ 葛龙,秦钰,宋忠阳,等.新型冠状病毒感染恢复期常见症中西医结合管理循证实践指南[J].兰州大学学报(医学版),2023,49(05)：28 – 40＋46.

第二节
中医功法适宜病证谱研究方法

一、文献收集

本研究广泛搜集国内外中英文数据库中的中医功法临床研究报告文献。

本研究所涉及的中医功法为中医临床常用于防病治病及促进康复的锻炼功法,包括自古相传的传统养生功,如五禽戏、六字诀、八段锦、易筋经等;近人整理编写的现代气功,如站桩功、放松功、内养功等;当代国家体育总局健身气功中心发布的 11 套健身气功(易筋经、五禽戏、六字诀、八段锦、太极养生杖、导引养生功十二法、十二段锦、马王堆导引术、大舞、明目功、校园五禽戏[1]);以及配合气功锻炼的太极拳。

本研究所涉及临床研究类型包括临床随机对照试验、队列研究、对照观察研究、病例报告、个案报告、专家经验,以及相关系统评价与 Meta 分析。

(一) 文献检索策略

数据来源:数据来源于国内外中英文数据库中的期刊文献、会议文献、学位论文。中文数据库包括中国知网(CNKI)、维普、万方、中国生物医学文献服务系统(SinoMed)、健身气功科研文献数据库,英文数据库包括 PubMed、Embase、Web of Science、Cochrane Library。

检索途径:采用主题词、关键词、题名等多字段综合检索,结合研究类型限定的方法。

检索年限:各数据库建库至 2022 年 12 月 31 日。

检索词:中文检索词主要为气功疗法、气功、健身气功、医疗气功、太极拳、太极内功、太极养生杖、五禽戏、八段锦、六字诀、易筋经、大舞、十二段锦、马王堆导引、明目功、气舞、中医导引、导引术、导引功法、回春功、放松功,及临床研究、临床试验、随机对照、系统评价、Meta 分析、队列研究、病例报告、医案等。英文检索词主要为 Qigong、Traditional Chinese exercise、Traditional exercise therapy、Zhanzhuang、Wuqinxi、Baduanjin、Liuzijue、Yijinjing、Tai Chi、Taiji 等;限定研究类型为 clinical trial、randomized controlled trial、cohort study、case report、meta-analysis、systematic review。

检索式:

(1) 中文数据库,以 SinoMed 为例。

01. "养生术"[常用字段: 智能]OR"健身气功"[常用字段: 智能]OR"八段

锦"[常用字段：智能]OR"六字诀"[常用字段：智能]OR"易筋经"[常用字段：智能]OR"五禽戏"[常用字段：智能]OR"十二段锦"[常用字段：智能]OR"大舞"[常用字段：智能]OR"导引养生功"[常用字段：智能]OR"马王堆导引术"[常用字段：智能]OR"太极养生杖"[常用字段：智能]OR"明目功"[常用字段：智能]OR"站桩"[常用字段：智能]OR"放松功"[常用字段：智能]OR"内养功"[常用字段：智能]OR"真气运行法"[常用字段：智能]OR"回春功"[常用字段：智能]OR"少林内功"[常用字段：智能]OR"一指禅"[常用字段：智能]OR"周天功"[常用字段：智能]OR"大周天"[常用字段：智能]OR"小周天"[常用字段：智能]OR"静功"[常用字段：智能]OR"调身"[常用字段：智能]OR"调息"[常用字段：智能]OR"调心"[常用字段：智能]OR"辟谷"[常用字段：智能]OR"服气"[常用字段：智能]OR"吐纳"[常用字段：智能]OR"观想"[常用字段：智能]OR"存思"[常用字段：智能]OR"内观"[常用字段：智能]OR"冥想"[常用字段：智能]OR"按跷"[常用字段：智能]OR"太极拳"[常用字段：智能]OR"太极"[常用字段：智能]

02. "气功"[不加权：扩展]OR"气功学"[不加权：扩展]OR"气功按摩疗法"[不加权：扩展]OR"气功康复"[不加权：扩展]OR"太极"[不加权：扩展]

03. "随机对照试验"[不加权：扩展]OR"临床研究"[不加权：扩展]OR"疗效比较研究"[不加权：扩展]OR"治疗结果"[不加权：扩展]OR"队列研究"[不加权：扩展]OR"病例对照研究"[不加权：扩展]OR"病理报告"[不加权：扩展]OR"Meta 分析"[不加权：扩展]OR"网络 Meta 分析"[不加权：扩展]OR"随机"[常用字段：智能]OR"对照"[常用字段：智能]OR"Meta 分析"[常用字段：智能]OR"系统评价"[常用字段：智能]OR"临床研究"[常用字段：智能]OR"临床疗效"[常用字段：智能]

04. (01 OR 02) AND 03

(2) 英文数据库，以 PubMed 为例。

("Qigong"[MeSH Terms] OR "Tai Ji"[MeSH Terms]) OR ("Tai Chi"

〔Title/Abstract〕）OR（"Liuzijue"〔Title/Abstract〕OR "Liu Zi Jue"〔Title/Abstract〕OR "Six Healing Sounds"〔Title/Abstract〕OR "six-character formula"〔Title/Abstract〕）OR（"Baduanjin"〔Title/Abstract〕OR "ba duan jin"〔Title/Abstract〕OR "Eight Brocades"〔Title/Abstract〕OR "Eight-section Brocade"〔Title/Abstract〕）OR（"Wu Qin Xi"〔Title/Abstract〕OR "Wuqinxi"〔Title/Abstract〕OR "five animal exercises"〔Title/Abstract〕OR "five-animal exercise"〔Title/Abstract〕）OR（"Yijinjing"〔Title/Abstract〕OR "Yi Jin Jing"〔Title/Abstract〕OR "Wash Marrow Classic"〔Title/Abstract〕）OR（"Zhanzhuang"〔Title/Abstract〕OR "Zhan zhuang"〔Title/Abstract〕OR "standing exercise"〔Title/Abstract〕OR "standing posture"〔Title/Abstract〕）OR（"traditional Chinese exercise"〔Title/Abstract〕OR "Chinese traditional exercise"〔Title/Abstract〕OR "Chinese mind body exercise"〔Title/Abstract〕）

在限定项（Filters）对研究类型（article type）进行选择，勾选 meta analysis、systematic review、randomized controlled trial、clinical trial。

（二）文献筛选与数据整理

将各数据库检索获得的文献题录导入 NoteExpress 文献管理器，筛去重复文献。通过手工检阅文献类型、标题、摘要等内容，筛除更正类文献，并去除与临床研究无关的单纯动物实验、基础实验、教学研究，以及与气功、太极拳无关的其他体育锻炼研究，保留气功与太极拳临床试验、随机对照研究、多中心随机对照试验、临床对照研究、队列研究、病例研究，以及随机对照试验的系统评价。

对获得的文献按照研究类型进行分类，筛选出系统评价、随机对照试验，以Excel 软件建立数据汇总表。在汇总表中录入文献的基本信息（如标题、作者及所在机构、发表期刊、发表时间、摘要、关键词等）、研究对象（如病例来源、病例收集地点与人数、年龄、性别等）、干预对照措施（如干预功法、干预频率与时长、功法练习地点等)、结局指标(如阳性结果指标、阴性结果指标等),以及研究质量概况(如随机方法、随机分配隐藏、盲法、基线情况、伦理审查等)。

二、文献统计与分析

本研究通过分类统计、计量分析、可视化分析,以了解国内外学者对哪些人群、哪些疾病中进行了中医功法的临床干预研究,重点关注哪些问题。

(一) 病证统计分析

1. 病证分类

采用 Excel 软件建立临床文献数据表,逐一提取所搜集研究中的人群与病证信息,按照 ICD-11 分类表中的病证进行对应归类。如健身气功八段锦对高血压患者的干预研究,涉及的疾病是"高血压",归入"循环系统疾病"。

对于合并证、并发症,采用归入第一基础疾病的原则,如稳定型心绞痛合并 2 型糖尿病归于"循环系统疾病",乙型病毒性肝炎肝硬化失代偿期归于"某些感染性疾病或寄生虫病"。

对于各系统症状、体征或检测结果的描述,如纤维肌痛、非特异性腰痛、平衡能力、肺功能检测等,归入"症状、体征或临床所见,不可归类在他处者"一章,不重复归入各脏腑系统疾病。

对于各类手术后康复与恢复期归于"影响健康状态或与保健机构接触的因素"一章,如骨折术后、冠脉介入手术后等。

新型冠状病毒感染归于"用于特殊目的的编码"。

2. 统计分析

频次统计:基于上述临床文献数据表中按照 ICD-11 分类的病证名称及所归系统,进行文献的频次统计,分析临床研究涉及最多的病证名称、病证系统。

时间、空间分析：通过 COOC、VOSviewer 等软件的关键词共现分析、主题词演化分析等方法，加入时间、地点因素的分析，观察不同时期中医功法临床研究所关注病证人群的变化，以及不同国家地区相关临床研究关注病证人群的侧重点。

（二）研究证据小结

循证医学根据不同来源，将临床研究证据分为原始研究证据和二次研究证据。在分析临床第一手数据来源的原始研究中，随机对照临床试验（RCT）被认为是方法学质量最高的一类研究。基于原始研究证据进行再分析的二次研究证据中，系统评价（SR）是当前较为常见的证据合成方法，临床实践指南（CPG）是基于证据合成、专家意见、患者意愿而给出诊疗推荐意见的常用方法。

中医功法在不同病证干预应用的临床研究证据现状各不相同。有些功法和病证，已有一定数量的临床试验、系统评价积累，且被临床实践指南推荐实施，如太极拳在膝骨关节炎患者康复训练中的应用。而有些功法、病证的临床试验和系统评价尚在积累过程中，国内外尚无循证临床实践指南的推荐意见。

本研究梳理临床研究文献中重点关注的人群或病证，围绕不同功法对这些病证人群的安全性、有效性等问题，筛选、评价相关研究证据，综合循证临床实践指南、专家共识、证据总结中的推荐意见、较高质量系统评价与随机对照试验等研究证据，形成证据小结，详见"病证篇"。下文对证据小结中采用的证据质量评价与分级、指南推荐意见做一解释。

1. 证据质量评价与分级

为评价各类临床研究内在真实性、临床重要性、应用适用性，循证医学陆续建立了各种评价工具。当前，较为常用的工具主要有评价 CPG 方法学质量的 AGREE Ⅱ、评价 SR 方法学质量的 AMSTAR-2、评价 RCT 方法学质量（偏倚风险）的 RoB 等。对证据的分级标准也有多种体系，常用的主要有证据金字塔（按照证据性质）、牛津大学证据分级标准（按问题分类与证据性质）、GREAD 系统（按照证据体效应估计的确定性）等。

本研究收集的证据来源较为广泛，在证据分级上主要采取三种方式：
① GRADE 系统的证据分级[2]，综合分析研究证据的结局指标并评估效应估计值的确定性，根据确定性由高到低分为高、中、低、极低四个等级，详见表 2。② 针对中医药的现代临床研究证据分级标准建议[3]，详见表 3。该体系结合了"证据体"分级体系（如 GRADE 系统）和中医药临床实践的特点，对疗效问题、安全性问题的证据体系提出分别建立质量分级标准，同时也提出了证据的降级、升级标准。③ 2001 年英国牛津大学循证医学中心标准[4]，详见表 4。

✳ 表 2　GRADE 证据分级及含义 ✳

证 据 级 别	解 释 说 明
高（A）	效应估计值非常可信，接近真实值。
中（B）	效应估计值中等可信，可能接近真实值，也可能有较大差别。
低（C）	效应估计值的可信度有限，可能与真实值差别很大。
极低（D）	效应估计值几乎没有可信度，极有可能与真实值差别很大。

✳ 表 3　中医药临床研究证据分级标准 ✳

证据等级	有 效 性	安 全 性
Ⅰ级	RCT 及其 SR、N-of-1 试验系统综述	RCT 及其 SR、队列研究及其 SR
Ⅱ级	非随机临床对照试验、队列研究、N-of-1试验	上市后药物流行病学研究、Ⅳ期临床试验、主动监测（注册登记、数据库研究）
Ⅲ级	病例对照研究、前瞻性病例系列	病例对照研究
Ⅳ级	规范化的专家共识①、回顾性病例系列、历史性对照研究	病例系列/病例报告
Ⅴ级	非规范化专家共识②、病例报告、经验总结	临床前安全性评价，包括致畸、致癌、半数致死量、致敏和致毒评价

注：① 规范化的专家共识，指通过正式共识方法（如德尔菲法、名义群组法、共识会议法以及改良德尔菲法等）总结专家意见制订的为临床决策提供依据的文件；② 非规范化的专家共识，指早期应用非正式共识方法如集体讨论、会议等所总结的专家经验性文件。

中医功法
适宜病证谱

* 表4　2001年牛津大学循证医学中心标准 *

证 据 水 平	治疗、预防、病因研究
1a	同质 RCT 的 SR
1b	置信区间窄的单个 RCT
1c	"全"或"无"病例系列
2a	同质队列研究的 SR
2b	单个队列研究,包括低质量 RCT,如随访率小于 80%
2c	结果研究,生态学研究
3a	同质病例对照研究的 SR
3b	单个病例对照研究
4	病例系列(包括低质量的队列和病例对照研究)
5	未经严格评估的专家意见或基于生理、基础或研究初始概念

2. 指南推荐意见

全球不同国家地区在指定临床实践指南时,对研究证据的评价及实践措施的推荐意见(recommendation)各有不同方法学标准。当前国际较为广泛接受的标准是 GRADE 系统。本研究所收集的临床实践指南也多采用此方法,这些指南将在"病证篇"的具体章节中进行引述。GRADE 系统在证据评估基础上,综合考虑实践措施的利弊效应、患者价值观、资源情况等因素,形成不同程度(强或弱)的推荐意见[2],详见表5。此外,还有部分研究采用中医药临床指南/共识推荐意见分级标准[5],详见表6。

＊ 表 5　针对不同指南使用者的 GRADE 推荐意见强度及含义 ＊

使 用 者	推荐强度及含义	
	强推荐(1)	弱推荐(2)
患者	绝大部分患者会采纳推荐方案,只有少数不会	大部分患者会采纳推荐方案,但还有很多不会
医生	绝大部分患者都应该接受推荐方案。是否遵守该推荐意见可视作质量标准或业绩指标。 不太需要个人价值观与意愿来帮助制定决策	认识到不同患者有各自适合的方案,须帮助患者做出符合其价值观和偏好的决策。 决策辅助工具可能有助于做出符合其价值观和偏好的决策。 预期用较多时间与患者共同制定决策
政策制定者	在大多数情况下推荐方案可被采纳作为政策,包括用作业绩指标	需进行实质性讨论并有众多利益相关者参与来制定政策。 政策的制定可能需要因地制宜。 业绩指标必须注重备选方案的充分审议

＊ 表 6　中医药临床指南和专家共识中推荐意见强度分级及含义 ＊

推荐级别	具 体 内 容	表 述
强推荐①	综合考虑影响因素后,大多数专家②认为该干预措施利远远大于弊,强推荐使用	强推荐使用
弱推荐	综合考虑影响因素后,大多数专家②认为该干预措施利略大于弊	弱推荐使用
不推荐	综合考虑影响因素后,大多数专家②认为该干预措施弊大于利,不推荐使用	不推荐使用
不确定	根据目前已有的信息,无法确定该措施的利弊情况,因而无法做出推荐	对利弊情况存在不确定性,实施者应根据临床情况判断使用

注:① 若某种干预措施利远远大于弊,但是不同目标人群患者意愿差别较大的情况,此时应单独针对不同目标人群产生推荐意见;② 指南制订专家组规定的达成共识所需的一定比例的专家。

参考文献

[1] 体育总局气功中心关于健身气功推广功法目录的公告[EB/OL]. (2020 - 07 - 24) [2024 - 9 - 24]
https://www.sport.gov.cn/qgzx/n5402/c957402/content.html

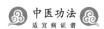

[2] GRADE Handbook [EB/OL]. (2013 - 10) [2024 - 9 - 24] https://gdt.gradepro.org/app/handbook/handbook.html

[3] 陈薇,方赛男,刘建平.基于证据体的中医药临床证据分级标准建议[J].中国中西医结合杂志,2019,39(03):358 - 364.

[4] 李幼平.循证医学[M].北京:高等教育出版社,2009.12.

[5] 李承羽,赵晨,陈耀龙,等.中医药临床指南/共识中推荐意见分级标准的制订[J].中医杂志,2020,61(06):486 - 492.

第三节

中医功法适宜病证谱研究总体结果

一、文献总体情况

(一) 语种与研究类型

本研究纳入 9 894 篇中医功法临床研究文献进行分析,包含太极拳文献 5 436 篇(55%)、气功文献 4 458 篇(45%)。

从文献使用的语种来看,中文文献占 67%,英文文献占 32%,还有少量韩文、德文、西班牙文、日文、法文等文献(共 1%)。

从研究类型来看,系统评价(SR)占 11%,随机对照临床试验(RCT)占 38%,其余为临床观察类研究、个案报告、综述、述评等。气功文献中 SR 占 7%,RCT 占 57%;太极拳文献中 SR 占 15%,RCT 占 22%。

总体来看,太极拳研究的累积总量略多于气功研究,相关 SR 文献也更为丰富,而气功文献中,RCT 累积较多,SR 相对较少。(图 1)

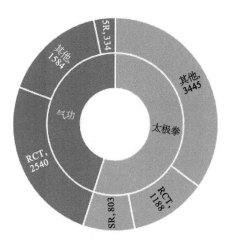

★ 图 1 中医功法临床文献统计(篇) ★

（二）临床研究文献的时间分布

从年度发文情况来看，9 894 篇文献跨越了自 1959 年至 2022 年的 60 余年。其中，最早的气功临床研究文献为 1955 年发表于《中医杂志》的《在实验研究中的中医气功疗法》[1]，最早的太极拳临床研究文献为 1959 年发表于《北京医学院学报》的《练习太极拳老人的医学观察》[2]。

从总体上来看，中医功法的临床文献量呈逐年上升态势。2002 年之前，40 多年间每年文献量较为稳定，逐渐从每年 10 余篇增加至 60 余篇。2003 年至 2009 年的 6 年间，文献量开始迅速增长，每年增加 30 余篇，达到每年 200 余篇。2010 年至 2022 年的 10 余年间，文献量继续加速增长，平均每年增加 60 余篇，2022 达到一年文献量 1 000 余篇。

气功的临床研究较早开始，早期累积多于太极拳，直至 2000 年左右，太极拳研究增长幅度与每年文献量迅速超过气功研究。2009 年以后，气功研究也开始加快增加，至 2019 年左右，与太极拳研究量几乎相当，此后逐渐超过太极拳研究。在近 5 年中，气功研究的中文文献、太极拳研究的外文文献数量上升趋势尤为明显。（图 2）

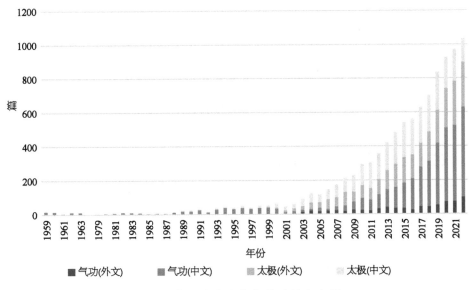

* 图 2 中医功法临床文献时间分布图 *

本研究收录最早的随机对照临床试验为 1979 年发表于《上海中医药杂志》的《气功治疗高血压病的研究》[3]。随后数年间,关于气功干预高血压、冠心病、病毒性肝炎、恶性肿瘤、腰椎病、颈椎病、慢阻肺、失眠等临床试验陆续发表。太极拳临床试验也随之开展,较早的研究有 1992 年澳大利亚学者完成的 *Efficacy of Tai Chi, Brisk Walking, Meditation, and Reading in Reducing Mental and Emotional-Stress*(太极拳、快走、冥想和阅读在减轻精神和情绪压力方面的功效)[4]、1993 年美国 FICSIT(虚弱与损伤的多中心临床试验)工作组发表的太极拳干预老年人虚衰与跌倒发生的临床试验研究[5]。

本研究收录最早的系统评价是美国 FICSIT 工作组 1995 年在 *JAMA* 杂志上发表的预防老年人跌倒相关试验数据(包括太极拳)的 Meta 分析[6]。2003 年以后,美国、荷兰、英国多位学者完成了太极拳在慢性疾病、老年人、心血管疾病、癌症、类风湿关节炎的系统评价。2007 年,英国学者发表的气功干预疼痛症状[7]、癌症[8]、高血压[9]3 篇系统评价,为本研究收录的最早的气功临床试验系统评价。随之,中国学者于 2008 年在英文期刊上发表了气功与太极干预抑郁症[10]、气功干预高血压[11]的系统评价。国内中文期刊在 2011 年左右开始发表太极拳系统评价,如《太极拳治疗原发性高血压的系统评价》[12]等;2014 年开始发表气功系统评价,如《八段锦对糖尿病患者干预效果的系统评价》[13]《传统健身功法对稳定期慢性阻塞性肺疾病患者康复疗效的 Meta 分析》[14]等。此后,中医功法临床试验与系统评价研究的开展越来越多。

(三) 全球各国家地区的临床研究文献

9 894 篇文献中,6 674 篇中文文献以中国学者的研究为主,兼有少量海外学者在中国学术会议上的交流文献;3 220 篇外文文献来自全球 55 个国家地区的学者。

中国是发表相关文献最多的国家,34 个省市地区均有相关中文文献的发表。其中,气功文献总量最多的为上海,其次为广东、江苏、北京、福建、山东等

地；太极拳文献总量最多的为北京，其次为上海、河南、江苏、广东、山东、四川等地。（图3）

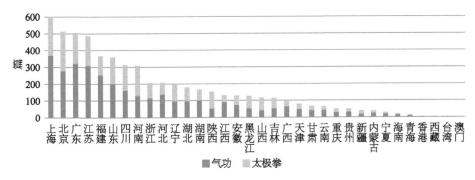

＊ 图 3　各省市地区气功与太极拳中文临床文献数量 ＊

中国29个省市地区发表了相关英文文献，其中香港的气功、太极拳文献量均为最高，其次为上海、台湾、北京等地（图4）。总的来看，中国各地区中，中英文文献总量最高的依然是上海、北京、广东、江苏等地。

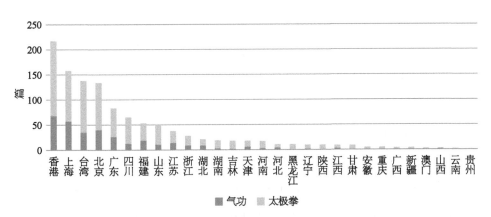

＊ 图 4　各省市地区气功与太极拳英文临床文献数量 ＊

在所有外文文献的统计分析中，中国（包括香港、澳门、台湾地区）的文献总量最多，其次为美国、韩国、澳大利亚、加拿大、英国、德国、西班牙、巴西、瑞典等国家和地区（图5）。美国的太极拳文献总量仅次于中国（36％），占太极拳文献总量的 31%；韩国、美国的气功文献总量仅次于中国（44%），分别占气功文献总量的 17%、15%。

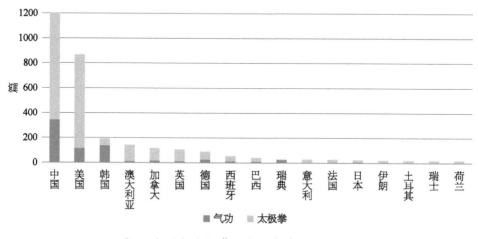

* 图 5　气功与太极拳临床研究外文文献数量 *

本研究收录的随机对照试验、系统评价在全球各国的分布上，也以中国（包括香港、台湾等地区）、美国、韩国、澳大利亚、英国、加拿大、德国、西班牙等为主要地区。

二、病证总体情况

（一）病证分类

气功与太极拳临床研究中涉及的病证广泛。本研究参考国际疾病分类第 11 版（the International Classification of Diseases，ICD - 11），对气功与太极拳临床研究文献进行分类分析。9 894 篇临床文献共涉及 ICD - 11 中 24 个系统的病证。其中，最多的为"症状、体征或临床所见"，其次为"肌肉骨骼系统和结缔组织疾病""循环系统疾病""神经系统疾病""内分泌、营养或代谢疾病""呼吸系统疾病""精神、行为或神经发育障碍""肿瘤""影响健康状态或与保健机构接触的因素""泌尿生殖系统疾病""睡眠-觉醒障碍"等。（表 7、图 6）

＊ 表7　中医功法研究涉及 ICD-11 疾病系统文献量 ＊

ICD-11章节	ICD-11章节名称	文献量(篇)	百分比
第一章	某些感染性疾病或寄生虫病	69	0.70%
第二章	肿瘤	390	3.97%
第三章	血液或造血器官疾病	3	0.03%
第四章	免疫系统疾病	2	0.02%
第五章	内分泌、营养或代谢疾病	655	6.67%
第六章	精神、行为或神经发育障碍	607	6.19%
第七章	睡眠-觉醒障碍	185	1.89%
第八章	神经系统疾病	759	7.73%
第九章	视觉系统疾病	32	0.33%
第十章	耳或乳突疾病	17	0.17%
第十一章	循环系统疾病	890	9.07%
第十二章	呼吸系统疾病	627	6.39%
第十三章	消化系统疾病	109	1.11%
第十四章	皮肤疾病	17	0.17%
第十五章	肌肉骨骼系统或结缔组织疾病	1 308	13.33%
第十六章	泌尿生殖系统疾病	205	2.09%
第十七章	性健康相关情况	8	0.08%
第十八章	妊娠、分娩或产褥期	3	0.03%
第十九章	起源于围生期的某些情况	0	0.00%
第二十章	发育异常	3	0.03%
第二十一章	症状、体征或临床所见,不可归类在他处者	3 274	33.36%
第二十二章	损伤、中毒或外因的某些其他后果	116	1.18%
第二十三章	疾病或死亡的外因	0	0.00%

续　表

ICD-11 章节	ICD-11 章节名称	文献量(篇)	百分比
第二十四章	影响健康状态或与保健机构接触的因素	347	3.54%
第二十五章	用于特殊目的的编码	65	0.66%
第二十六章	传统医学病证-模块1	123	1.25%
第 V 章	功能评定补充部分	0	0.00%

注：① 合并病者归于第一基础疾病,如稳定型心绞痛合并 2 型糖尿病归于"循环系统疾病",糖尿病合并焦虑抑郁状态归入"分泌、营养或代谢疾病";慢性肾脏病合并高血压归于"泌尿生殖系统疾病"。② 并发症者归于基础疾病,如乙型病毒性肝炎肝硬化失代偿期归于"某些感染性疾病或寄生虫病"。③ 各系统症状或体征的描述,如纤维肌痛、平衡能力、非特异性腰痛、肺功能检测等,根据 ICD-11 分类,归入"症状、体征或临床所见,不可归类在他处者"一章,不重复归入各脏腑系统疾病。④ 各系统恶性肿瘤归于"肿瘤",不重复归入各脏腑系统,如肺癌归于"肿瘤",不重复计入"呼吸系统疾病"。⑤ 肺源性心脏病归于"循环系统疾病",不重复计入"呼吸系统疾病"。⑥ 各类手术后康复与恢复期归于"影响健康状态或与保健机构接触的因素"一章,如骨折术后、冠脉介入手术后等。⑦ 新型冠状病毒感染归于"用于特殊目的的编码"。

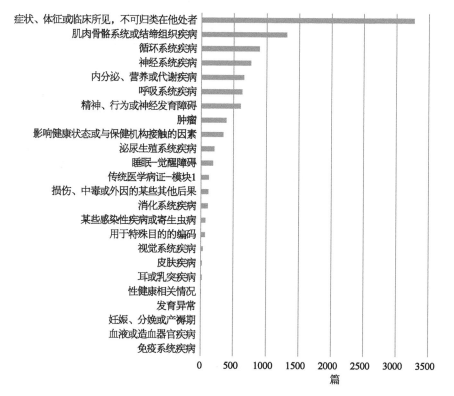

＊　图 6　中医功法研究涉及 ICD-11 疾病系统文献量　＊

"症状、体征或临床所见"系统中,中医功法相关临床研究主要涉及老年人衰弱、防跌倒、骨密度、生活质量等问题,以及纤维肌痛、慢性腰痛、情绪状态、睡眠质量、血脂、血压等症状或体征。

"肌肉骨骼系统和结缔组织疾病"中,主要涉及膝关节骨关节炎、腰椎间盘突出症、骨质疏松症、颈椎病、肩周炎、强直性脊柱炎、肌肉减少症等疾病。

"循环系统疾病"中,主要涉及高血压、冠心病、慢性心力衰竭、缺血性心脏病、动脉粥样硬化等疾病。

"神经系统疾病"中,主要涉及帕金森病、脑卒中、多发性硬化症、偏头痛、阿尔兹海默症等疾病。

"内分泌、营养或代谢疾病"中,主要涉及糖尿病、肥胖、多囊卵巢综合征、高脂血症、代谢综合征等疾病。

"呼吸系统疾病"中,主要涉及慢性阻塞性肺疾病、哮喘、尘肺病等。

"精神、行为或神经发育障碍"中,主要涉及抑郁症、轻度认知障碍、焦虑症、精神分裂症、物质使用障碍等疾病。

"肿瘤"中,主要涉及乳腺癌、肺癌、前列腺癌、结直肠癌、头颈癌、鼻咽癌、胃癌、肝癌、白血病、卵巢癌、宫颈癌等癌症幸存者的疲劳、焦虑、抑郁、睡眠质量、生活质量、癌痛等症状。

"影响健康状态或与保健机构接触的因素"中,主要涉及经皮冠状动脉介入术、乳房术、髋关节置换术、腰椎融合术、肺切除术后,以及维持性血液透析、癌症化疗后等患者的康复与生活质量问题。

"泌尿生殖系统疾病"中,主要涉及围绝经期综合征、原发性痛经、慢性肾病等疾病。

"睡眠-觉醒障碍"中,主要涉及失眠等疾病。

(二) 主要关注的病证

本研究对临床研究文献的病证、功法等关键词进行整理,采用 VOSviewer

软件进行关键词共现聚类分析,可得知临床研究中主要关注的病证人群;在关键词分析中加入时间因素,可观察临床研究的主题演化。

1. 气功临床研究关注的病证

(1) 中文文献

气功临床研究中文文献共有 4 391 个关键词,为筛选前 100 个高频关键词,设置关键词共现频次阈值为 19,共现强度阈值为 5,最终获得 88 个高频关键词,作共现聚类网络图。分析网络图 network 和 map 文件中的数据,可知病证关键词共现频次由高到低的前 20 个病证,详见表 8。

* 表 8　中文气功临床研究病证高频关键词 *

标签(label)	共现频次(Occurrences)	标签(label)	共现频次(Occurrences)
1. 慢阻肺	279	11. 焦虑	81
2. 糖尿病	221	12. 慢性心力衰竭	77
3. 颈椎病	204	13. 帕金森病	41
4. 高血压	155	14. 骨质疏松症	40
5. 睡眠障碍	106	15. 肩周炎	34
6. 冠心病	105	16. 乳腺癌	22
7. 腰椎间盘突出症	103	17. 癌因性疲乏	22
8. 脑卒中	103	18. 新型冠状病毒感染	21
9. 抑郁	102	19. 便秘	19
10. 膝骨关节炎	82	20. 肺癌	19

共现聚类分析中,提示八段锦应用研究最为广泛,涉及上述大部分疾病,其中与冠心病、慢性心力衰竭相关度较高;六字诀与慢阻肺相关度较高,同时也有新型冠状病毒感染、肺癌以及抑郁、焦虑、睡眠障碍等病证的应用研究;中医功法和导引相关度最高的病证为颈椎病、腰椎病,同时也有高血压、慢阻肺、糖尿

病的应用研究；五禽戏与骨质疏松、糖尿病、帕金森病、抑郁相关度较高，同时也有颈椎病、腰椎病、慢阻肺的应用研究。

在关键词共现分析中叠加上时间因素，可以看到气功临床应用研究中文文献中，对高血压、颈椎病、糖尿病的关注开始较早；对腰椎间盘突出症、骨质疏松症、便秘、慢阻肺、睡眠障碍、抑郁焦虑、脑卒中、膝骨关节炎、慢性心衰等关注处于中间期，对八段锦应用的关注持续累积，对气功临床应用在生活质量的影响上也较为关注；近年对新型冠状病毒感染、认知衰弱、肌少症、慢性疼痛、气滞血瘀证等的干预研究较为关注。详见表9。

* 表9　中文气功临床研究病证关键词平均发表时间 *

标签(label)	平均发表时间(Year)	标签(label)	平均发表时间(Year)
1. 高血压	2009.43	14. 焦虑	2018.14
2. 颈椎病	2011.11	15. 脑卒中	2018.29
3. 糖尿病	2012.68	16. 帕金森病	2018.83
4. 肩周炎	2015.00	17. 膝骨关节炎	2019.05
5. 冠心病	2015.13	18. 慢性心力衰竭	2019.90
6. 腰椎间盘突出症	2015.89	19. 癌因性疲乏	2019.91
7. 骨质疏松症	2016.25	20. 新型冠状病毒感染	2020.48
8. 乳腺癌	2016.46	21. 认知衰弱	2020.67
9. 便秘	2017.00	22. 肌少症	2020.83
10. 肺癌	2017.16	23. 肝癌	2021.00
11. 慢阻肺	2017.54	24. 糖尿病周围神经病变	2021.25
12. 睡眠障碍	2017.87	25. 慢性疼痛	2021.67
13. 抑郁	2018.01	26. 气滞血瘀证	2021.75

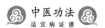

（2）英文文献

气功临床研究英文文献共有 2 010 个关键词，为筛选前 100 个高频关键词，设置关键词共现频次阈值为 8，共现强度阈值为 5，最终获得 90 个高频关键词，作共现聚类网络图。分析网络图 network 和 map 文件中的数据，可知病证关键词共现频次由高到低的前 16 个病证，详见表 10。

* 表 10　英文气功临床研究病证高频关键词 *

标签（label）	共现频次（Occurrences）	标签（label）	共现频次（Occurrences）
1. 抑郁	56	9. 帕金森病	24
2. 焦虑	32	10. 新型冠状病毒感染	12
3. 疼痛	32	11. 膝骨关节炎	12
4. 慢阻肺	31	12. 颈痛	12
5. 高血压	29	13. 睡眠障碍	9
6. 疲劳	28	14. 腰痛	9
7. 乳腺癌	25	15. 慢性疲劳综合征	8
8. 纤维肌痛	24	16. 糖尿病	8

共现聚类分析中，提示八段锦应用研究最为广泛，涉及抑郁、焦虑、高血压、睡眠障碍、慢阻肺、帕金森病等；六字诀与慢阻肺、新型冠状病毒感染相关度较高，同时也高血压、焦虑等病证的应用研究；五禽戏与慢阻肺相关度较高，同时也有抑郁、焦虑的应用研究；易筋经与慢阻肺相关度较高。

在关键词共现分析中叠加上时间因素，可以看到气功临床应用研究英文文献中，对纤维肌痛、高血压、颈痛的关注开始较早；对焦虑、慢性疲劳综合征、帕金森病、腰痛、抑郁、膝骨关节炎、慢阻肺等关注处于中间期，对八段锦应用的关注持续累积；近年对新型冠状病毒感染轻度、认知功能障碍的干预研究较为关注，对易筋经、六字诀的应用研究也有所关注。详见表 11。

* 表 11　英文气功临床研究病证关键词平均发表时间 *

标签(label)	平均发表时间(Year)	标签(label)	平均发表时间(Year)
1. 疼痛	2011.95	9. 腰痛	2016.67
2. 纤维肌痛	2012.67	10. 乳腺癌	2016.88
3. 原发性高血压	2013.88	11. 抑郁	2016.91
4. 颈痛	2014.75	12. 膝骨关节炎	2017.58
5. 焦虑	2014.94	13. 慢阻肺	2018.13
6. 慢性疲劳综合征	2015.50	14. 睡眠障碍	2019.33
7. 帕金森病	2015.78	15. 新型冠状病毒感染	2020.92
8. 糖尿病	2015.88	16. 轻度认知障碍	2021.11

（3）小结

气功的中英文临床研究文献共同关注的病证包括慢阻肺、糖尿病、高血压、抑郁、睡眠障碍、焦虑、膝骨关节炎、帕金森病、乳腺癌、新型冠状病毒感染等。中文文献相对较为广泛，除上述以外，还关注冠心病、慢性心衰、骨质疏松症等；英文文献则侧重于心理健康、慢性疼痛、疲劳等问题。在各种功法中，八段锦的应用研究最为广泛，并被持续关注。（表 12）

* 表 12　气功临床研究主要关注病证 *

中 文 文 献		英 文 文 献	
1. 慢阻肺*	7. 腰椎间盘突出症	1. 抑郁*	7. 乳腺癌*
2. 糖尿病*	8. 脑卒中	2. 焦虑	8. 纤维肌痛
3. 颈椎病	9. 抑郁*	3. 疼痛	9. 帕金森病*
4. 高血压*	10. 膝关节骨性关节炎*	4. 慢阻肺*	10. 新型冠状病毒感染*
5. 睡眠障碍*	11. 焦虑	5. 高血压*	11. 膝骨关节炎*
6. 冠心病	12. 慢性心衰	6. 疲劳	12. 颈痛

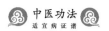

中　文　文　献		英　文　文　献	
13. 帕金森病*	17. 癌因性疲乏	13. 睡眠障碍*	15. 慢性疲劳综合征
14. 骨质疏松症	18. 新型冠状病毒感染*	14. 腰痛	16. 糖尿病*
15. 肩周炎	19. 便秘		
16. 乳腺癌*	20. 肺癌		

注: * 为中英文文献共同关注病证。

2. 太极拳临床研究关注的病证

(1) 中文文献

太极拳临床研究中文文献共有 1 008 个关键词,为筛选前 100 个高频关键词,设置关键词共现频次阈值为 13,共现强度阈值为 5,最终获得 99 个高频关键词,作关键词共现聚类网络图、共现叠加时间网络图。分析网络图 network 和 map 文件中的数据,可知太极拳临床研究的中文文献主要关注老年人平衡功能、认知功能、肌力、本体感觉与防跌倒问题,以及多系统病证,详见表 13。

＊ 表 13　中文太极拳临床研究病证高频关键词 ＊

标签(label)	共现频次(Occurrences)	标签(label)	共现频次(Occurrences)
1. 平衡功能	241	11. 焦虑	33
2. 高血压	147	12. 跌倒	25
3. 脑卒中	101	13. 腰椎间盘突出症	18
4. 糖尿病	97	14. 疼痛	18
5. 慢阻肺	93	15. 乳腺癌	17
6. 抑郁	61	16. 失眠	14
7. 骨质疏松症	46	17. 慢性心衰	14
8. 膝骨关节炎	44	18. 肩周炎	13
9. 帕金森病	39	19. 轻度认知障碍	13
10. 冠心病	38		

　　共现叠加时间网络图提示,太极拳临床应用研究对肩周炎、高血压、腰椎间盘突出症、骨质疏松症的关注开始较早,对冠心病、乳腺癌、跌倒、慢阻肺、失眠、脑卒中等关注处于中间期,近年对抑郁、帕金森病、膝骨关节炎、轻度认知功能障碍的干预研究较为关注,详见表 14。此外,对太极拳与八段锦、五禽戏、易筋经等功法的比较研究也有所关注。

✳ 表 14　中文太极拳临床研究病证关键词平均发表时间 ✳

标签(label)	平均发表时间(Year)	标签(label)	平均发表时间(Year)
1. 肩周炎	2011.46	11. 跌倒	2016.00
2. 高血压	2012.31	12. 慢阻肺	2016.59
3. 腰椎间盘突出症	2012.89	13. 失眠	2016.86
4. 骨质疏松症	2014.76	14. 脑卒中	2016.98
5. 糖尿病	2015.05	15. 慢性心衰	2017.07
6. 平衡功能	2015.52	16. 抑郁	2017.22
7. 焦虑	2015.70	17. 帕金森病	2017.79
8. 冠心病	2015.71	18. 膝骨关节炎	2018.50
9. 乳腺癌	2015.82	19. 轻度认知障碍	2018.54
10. 疼痛	2015.83		

　　(2) 英文文献

　　太极拳临床研究英文文献共有 8 414 个关键词,为筛选前 100 个高频关键词,设置关键词共现频次阈值为 65,共现强度阈值为 30,最终获得 71 个高频关键词,作关键词共现聚类网络图、共现叠加时间网络图。分析网络图 network 和 map 文件中的数据,可知病证关键词共现频次由高到低的前 15 个病证,详见表 15。

中医功法
适宜病证谱

✳ 表 15　英文太极拳临床研究病证高频关键词 ✳

标签(label)	共现频次(Occurrences)	标签(label)	共现频次(Occurrences)
1. 抑郁	261	9. 疲劳	99
2. 跌倒	211	10. 高血压	81
3. 疼痛	188	11. 腰痛	76
4. 焦虑	173	12. 骨关节炎	74
5. 帕金森病	127	13. 慢阻肺	70
6. 膝骨关节炎	114	14. 糖尿病	56
7. 乳腺癌	112	15. 脑卒中	51
8. 失眠	111		

共现叠加时间网络图提示,太极拳临床应用研究对预防跌倒、糖尿病、骨关节炎的关注开始较早;对疼痛、高血压、膝骨关节炎、失眠、焦虑、抑郁、腰痛、帕金森病等关注处于中间期;近年对慢阻肺、轻度认知功能障碍、新型冠状病毒感染的干预研究较为关注。详见表 16。

✳ 表 16　英文太极拳临床研究病证关键词平均发表时间 ✳

标签(label)	平均发表时间(Year)	标签(label)	平均发表时间(Year)
1. 跌倒	2011.68	10. 腰痛	2016.57
2. 糖尿病	2012.05	11. 帕金森病	2016.66
3. 骨关节炎	2014.45	12. 乳腺癌	2016.79
4. 疼痛	2015.22	13. 抑郁	2016.89
5. 高血压	2015.38	14. 疲劳	2017.18
6. 膝骨关节炎	2015.51	15. 脑卒中	2017.37
7. 失眠	2015.52	16. 慢阻肺	2017.99
8. 肥胖	2016.20	17. 轻度认知功能障碍	2018.98
9. 焦虑	2016.33	18. 新型冠状病毒感染	2021.15

（3）小结

太极拳中英文临床研究共同关注的人群包括老年人、中老年人、大学生，主要关注的病证包括抑郁、高血压、焦虑、疼痛、帕金森病、慢阻肺、膝骨关节炎、糖尿病、脑卒中、意外跌倒、乳腺癌、失眠、慢性心衰、轻度认知障碍等。中文文献中，高血压、脑卒中、糖尿病、慢阻肺等病证研究积累较多，并还关注了冠心病、腰椎间盘突出症、骨质疏松症等；英文文献中，抑郁、焦虑、帕金森病、疼痛、意外跌倒、膝骨关节炎、乳腺癌等病证研究积累较多，并在腰痛、头痛、疲劳、肥胖、新型冠状病毒感染等病证上有所关注。（表 17）

＊ 表 17　太极拳临床研究主要关注病证 ＊

中 文 文 献		英 文 文 献	
1. 高血压*	12. 腰椎间盘突出症	1. 抑郁*	12. 慢阻肺*
2. 脑卒中*	13. 疼痛*	2. 焦虑*	13. 失眠*
3. 糖尿病*	14. 乳腺癌*	3. 帕金森病*	14. 糖尿病*
4. 慢阻肺*	15. 失眠*	4. 疼痛*	15. 脑卒中*
5. 抑郁*	16. 慢性心衰*	5. 跌倒*	16. 慢性心衰*
6. 骨质疏松症	17. 肩周炎	6. 膝骨关节炎*	17. 肥胖
7. 膝骨关节炎*	18. 轻度认知障碍*	7. 乳腺癌*	18. 轻度认知障碍*
8. 帕金森病*		8. 疲劳	19. 焦虑*
9. 冠心病*		9. 高血压*	20. 关节炎
10. 焦虑*		10. 腰痛	21. 头痛
11. 跌倒*		11. 骨关节炎	22. 新型冠状病毒感染

注：* 为中英文文献共同关注病证。

3. 气功与太极拳临床研究共同关注的病证

气功与太极拳临床研究共同关注的病证为包括抑郁、慢阻肺、高血压、糖尿病、焦虑、脑卒中、膝骨关节炎、疼痛、帕金森病、乳腺癌、冠心病、慢心衰、疲劳、腰椎间盘突出症、睡眠障碍、骨质疏松症、腰痛、新型冠状病毒感染、肩周炎等。（表18）

＊ 表18　气功与太极拳临床研究主要关注病证 ＊

气　　功		太　极　拳	
1. 慢阻肺*	15. 骨质疏松症*	1. 抑郁*	15. 骨关节炎
2. 糖尿病*	16. 肩周炎*	2. 高血压*	16. 慢性心衰*
3. 颈椎病	17. 疼痛*	3. 焦虑*	17. 骨质疏松症*
4. 高血压*	18. 疲劳*	4. 疼痛*	18. 肥胖
5. 抑郁*	19. 纤维肌痛	5. 帕金森病*	19. 轻度认知障碍
6. 睡眠障碍*	20. 癌因性疲乏	6. 慢阻肺*	20. 关节炎
7. 焦虑*	21. 新型冠状病毒感染*	7. 膝骨关节炎*	21. 冠心病*
8. 冠心病*	22. 肺癌	8. 糖尿病*	22. 头痛
9. 脑卒中*	23. 便秘	9. 脑卒中*	23. 新型冠状病毒感染
10. 腰椎间盘突出症*	24. 癌症	10. 跌倒	24. 腰椎间盘突出症*
11. 膝骨关节炎*	25. 颈痛	11. 乳腺癌*	25. 肩周炎*
12. 慢性心衰*	26. 腰痛*	12. 失眠	
13. 帕金森病*	27. 慢性疲劳综合征	13. 疲劳*	
14. 乳腺癌*		14. 腰痛*	

注：* 为气功与太极拳共同关注病证。

　　总的来看，中医功法临床研究主要关注的病证可以归为9类30多种病证（表19）。从1950年代至今，随着时间的变迁，临床研究所所关注的病证范围发生了演化，逐渐从肌肉骨骼系统疾病、意外跌倒、高血压等病证扩大范围，关注到慢性心衰、慢阻肺、帕金森病、癌症等慢性疾病，以及抑郁、焦虑、失眠等精神神经系统健康问题。

✳ 表 19　中医功法临床研究主要关注病证 ✳

序　号	ICD‑11章节	病　　证
1.	肌肉骨骼系统或结缔组织疾病	颈椎病、腰椎间盘突出症、骨质疏松症、肩周炎、膝骨关节炎、关节炎
2.	呼吸系统疾病	慢阻肺
3.	循环系统疾病	高血压、冠心病、慢性心力衰竭
4.	精神、行为或神经发育障碍	抑郁、焦虑、轻度认知障碍
5.	内分泌、营养或代谢疾病	糖尿病、肥胖
6.	神经系统疾病	脑卒中、帕金森病、慢性疲劳综合征
7.	肿瘤	乳腺癌、肺癌等癌症患者的身心症状
8.	用于特殊目的的编码	新型冠状病毒感染
9.	症状、体征或临床所见,不可归类在他处者	头痛、颈痛、腰痛、纤维肌痛等疼痛症状,疲劳症状,老年人的意外跌倒

(三) 各国家地区关注的病证

　　为观察不同国家地区各自在哪些病证人群开展了中医功法干预性研究,本研究选取随机对照临床试验英文文献,提取其第一研究机构所属国家地区信息,进行频次统计。结果共梳理获得 705 篇文献,涉及 40 个国家地区。图 7 中,按照文献量由高到低列出 2 篇及以上文献量的 23 个国家地区。

　　统计上述 RCT 的研究对象信息,可以看到大部分国家地区都对健康人群、老年人群开展了气功与太极拳的临床试验,其中中国、美国、澳大利亚、韩国、英国、德国、加拿大、瑞典、西班牙、瑞士、以色列、荷兰、泰国这些开展研究较多的国家(图 7 左侧 15 个国家和地区),几乎都开展了健康人群、老年人群的临床研究。各地区同时也针对不同健康问题开展了干预性临床试验,其中癌症人群、跌倒风险人群是为上述半数国家地区所关注,主要包括中国、美国、澳大利亚、

中医功法
适宜病证谱

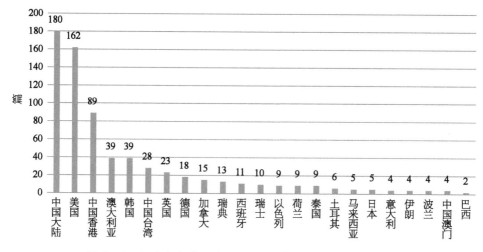

＊ 图7　23个国家和地区气功与太极拳RCT英文文献数量 ＊

韩国、英国、加拿大等。

亚洲国家和地区的临床试验,除关注上述人群以外,还较为关注脑卒中、高血压、帕金森病、认知障碍、膝骨关节炎、抑郁、慢阻肺等病证。其中中国大陆主要集中于膝骨关节炎、慢阻肺、抑郁、帕金森病、脑卒中、乳腺癌、肺癌、认知障碍、慢性腰痛等;中国香港地区主要集中于慢阻肺、认知障碍、慢性疲劳综合征、抑郁、女性心理压力等,中国台湾地区主要集中于认知障碍、防跌倒、膝骨关节炎等。韩国主要集中于高血压、骨关节炎、脑卒中、肥胖等。(图8)

北美洲国家的临床试验还较为关注纤维肌痛、膝骨关节炎、失眠等病证。其中加拿大尤为关注纤维肌痛,美国则还关注慢性心衰、骨质疏松症、帕金森病、抑郁、慢阻肺等较多病证。(图9)

欧洲国家的临床试验还较为关注纤维肌痛、颈痛、帕金森病、认知障碍等病证。其中英国主要集中于痴呆、慢阻肺、防跌倒、囊性纤维化等。德国主要集中于腰痛、颈痛、帕金森病等。瑞典主要集中于纤维肌痛、心肌梗死、慢性心衰、颈痛、肌肉萎缩症等。西班牙主要集中于纤维肌痛、慢性踝关节不稳、帕金森病等。(图10)

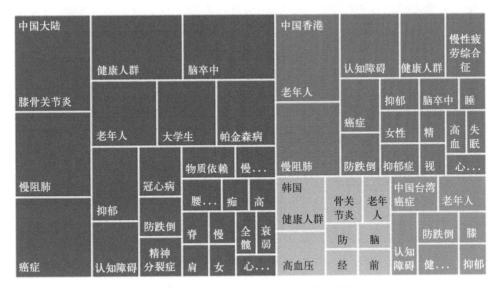

■ 中国大陆　■ 中国香港　■ 中国台湾　■ 韩国

✳ 图 8　亚洲部分国家和地区气功与太极拳 RCT 关注人群 ✳

■ 美国　■ 加拿大

✳ 图 9　北美洲部分国家和地区气功与太极拳 RCT 关注人群 ✳

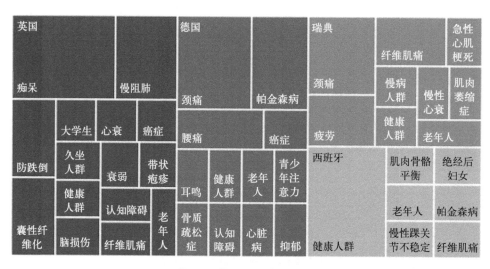

图中标签内容：

英国：痴呆、慢阻肺、大学生、心衰、癌症、防跌倒、久坐人群、衰弱、带状疱疹、健康人群、认知障碍、老年人、囊性纤维化、脑损伤、纤维肌痛

德国：颈痛、帕金森病、腰痛、癌症、耳鸣、健康人群、老年人、青少年注意力、骨质疏松症、认知障碍、心脏病、抑郁

瑞典：纤维肌痛、颈痛、慢病人群、慢性心衰、疲劳、健康人群、急性心肌梗死、肌肉萎缩症、老年人

西班牙：肌肉骨骼平衡、绝经后妇女、老年人、帕金森病、慢性踝关节不稳定、纤维肌痛、健康人群

■ 英国　■ 德国　■ 瑞典　▨ 西班牙

❋ 图 10　欧洲部分国家和地区气功与太极拳 RCT 关注人群 ❋

　　澳大利亚的临床试验主要集中于认知障碍、乳腺癌、骨关节炎、糖尿病、癌症、抑郁、慢性疲劳综合征等。（图 11）

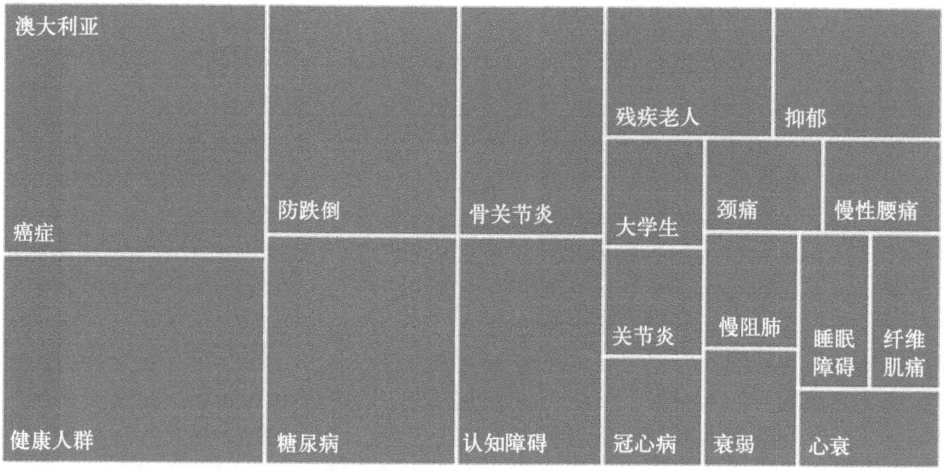

图11标签内容：澳大利亚、癌症、健康人群、防跌倒、糖尿病、骨关节炎、认知障碍、残疾老人、抑郁、大学生、颈痛、慢性腰痛、关节炎、慢阻肺、冠心病、衰弱、睡眠障碍、纤维肌痛、心衰

❋ 图 11　澳大利亚气功与太极拳 RCT 关注人群 ❋

　　从气候带区域来看，靠近北部亚寒带的加拿大、瑞典，均较为关注纤维肌

痛、急性心肌梗死,尤其是瑞典较为集中关注肌肉骨骼系统疾病。

(朱音)

参考文献

［1］刘贵珍.在实验研究中的中医气功疗法[J].中医杂志,1955,(10):22-23.

［2］练习太极拳老人的医学观察[J].北京医学院学报,1959(02):73-100.

［3］邝安堃,蒋敏达,王崇行,等.气功治疗高血压病的研究[J].上海中医药杂志,1979(05):14-17.

［4］Jin P. Efficacy of Tai Chi, Brisk Walking, Meditation, and Reading in Reducing Mental and Emotional Stress [J]. J Psychosom Res, 1992, 36(4): 361-370.

［5］Wolf SL, Kutner NG, Green RC, et al. The Atlanta FICSIT Study: Two Exercise Interventions to Reduce Frailty in Elders [J]. J Am Geriatr Soc, 1993, 41(3): 329-332.

［6］Province MA, Hadley EC, Hornbrook MC, et al. The Effects of Exercise on Falls in Elderly Patients. A Preplanned Meta-Analysis of The FICSIT Trials. Frailty and Injuries: Cooperative Studies of Intervention Techniques [J]. JAMA, 1995, 273(17): 1341-1347.

［7］Lee MS, Pittler MH, Ernst E. External Qigong for Pain Conditions: A Systematic Review of Randomized Clinical Trials [J]. J Pain, 2007, 8(11): 827-831.

［8］Lee MS, Chen KW, Sancier KM, et al. Qigong for Cancer Treatment: A Systematic Review of Controlled Clinical Trials [J]. Acta Oncol, 2007, 46(6): 717-722.

［9］Lee MS, Pittler MH, Guo R, et al. Qigong for Hypertension: A Systematic Review of Randomized Clinical Trials [J]. J Hypertens, 2007, 25(8): 1525-1532.

［10］Tsang HW, Chan EP, Cheung WM. Effects of Mindful and Non-Mindful Exercises on People with Depression: A Systematic Review [J]. Br J Clin Psychol, 2008, 47 (Pt 3): 303-322.

［11］Guo X, Zhou B, Nishimura T, et al. Clinical Effect of Qigong Practice on Essential Hypertension: A Meta-Analysis of Randomized Controlled Trials [J]. J Altern Complement Med, 2008, 14(1): 27-37.

［12］李红果,徐志文.太极拳治疗原发性高血压的系统评价[J].文体用品与科技,2011(7):35-37.

［13］俞婷婷,俞晓莲,曾林森,等.八段锦对糖尿病患者干预效果的系统评价[J].中国循证医学杂志,2014,14(3):341-348.

［14］王龙兵,吴卫兵,刘晓丹,等.传统健身功法对稳定期慢性阻塞性肺疾病患者康复疗效的meta分析[J].中国康复医学杂志,2014,29(10):957-962.

病证篇

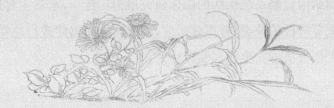

第一章　肌肉骨骼系统或结缔组织疾病

肌肉骨骼系统疾病主要以关节、骨骼、肌肉、脊柱相关疾病为主,典型特征是疼痛以及功能受限,是全球致残的主要原因,也是康复需求最大的疾病领域,世界卫生组织(WHO)数据显示全球约有 17.1 亿人患有肌肉骨骼疾病,随着老龄化的加速,在未来几十年内将持续增加[1,2]。对肌肉骨骼系统疾病进行长期有效治疗或康复是亟待解决的全球公共问题。中医功法防治肌肉骨骼系统疾病源远流长,江陵张家山早期汉墓出土的《引书》中记载了运用传统功法导引术治疗腰痛、项痛、膝痛、腰痛、肩痛、肘痛等肌肉骨骼系统疼痛症状。现代研究显示中医功法干预肌肉骨骼系统疾病的临床研究最为广泛[3],本章主要对目前中医功法防治膝关节骨性关节炎、骨质疏松症、腰椎间盘突出症进行总结和分析,探讨中医功法干预方法的安全性和临床疗效。

第一节
膝关节骨性关节炎

膝关节骨性关节炎(knee osteoarthritis,KOA)是最常见的骨骼肌肉系统疾病之一,以关节疼痛、功能障碍和生活质量显著下降为主要特征,是全球疼痛和致残的主要原因之一[4]。其患病率与发病率虽因世界各地研究而异,但总体居高不下,并处于上升趋势。2020 年数据显示 KOA 的全球患病率为 16%,发病高峰年龄在 70—79 岁,且女性高于男性[5]。2021 年全球负担报告显示,2050年,估计将有 642.95 亿人口患有 KOA,这将给家庭、医疗系统、整个社会带来巨大的医疗与经济负担[6]。

就当前研究来看,KOA 的发病与衰老、创伤、膝关节脱位和肥胖带来的关节生物力学变化,以及代谢综合征、异常的骨代谢、细胞因子和相关酶、基因突变和血浆脂联素的改变有关[7]。在其发病机制的研究中,有研究者从分子分型角度对 KOA 提出了分期诊断[8,9]:KOA 前期、早期、进展期、终末期,其中进展期包括软骨退变型、骨重塑型、炎症型、疼痛型。目前尚未发现可治愈 KOA 的方案,膝关节置换术是治疗 KOA 终末期最为有效的方法,药物治疗存有成瘾性、耐药性、复发率高等瓶颈。有研究证据表明,适度运动锻炼可缓解膝关节骨关节炎患者的疼痛、僵硬、关节功能障碍和肌肉无力症状,推荐 KOA 患者进行运动训练[10]。身心锻炼较之药物治疗更有长期效应优势[11]。中医功法可作为身心运动方式之一,在 KOA 的管理中发挥积极作用。由世界中医药学会联合会骨质疏松专业委员制定的《膝骨关节炎中西医结合诊疗专家共识(2023)》[12]推荐 KOA 患者在续缓解期时选择太极拳、八段锦、五禽戏、施氏十二字养生功或筋骨平衡操锻炼。

本章节通过临床研究证据检索与评价,最终纳入 4 份临床指南,1 份专家共识,3 项系统评价,总结中医功法干预 KOA 的临床研究证据,帮助读者了解其科学性、适用性、安全性和可行性。

中医功法干预膝关节骨性关节炎证据总结

中医功法干预膝关节骨性关节炎是否安全、有效?

国际骨关节炎研究学会《膝关节、髋关节和多关节骨关节炎非手术治疗指南(2019)》[13]提出:无论 KOA 患者有无合并症,都推荐太极拳作为核心治疗方法(强推荐)。

美国风湿病学会、关节炎基金会《在手、髋关节和膝关节骨关节炎管理指南(2020)》[14]推荐膝关节和(或)髋关节关节炎患者将太极拳作为运动疗法的重要方式之一,并指出太极拳对力量、平衡和跌倒预防以及抑郁和自我效能方面具有积极影响(强推荐)。

中国中医药研究促进会骨伤科分会《膝骨关节炎中医诊疗指南(2020)》[15]
提出对于缓解期、康复期 KOA 患者的基础治疗,推荐选择太极拳(强推荐,证
据级别 B),建议选择八段锦(弱推荐,证据级别 C)、五禽戏(弱推荐,证据级别
C)、易筋经(弱推荐,证据级别 D)。

中华中医药医学会《膝骨关节炎中西医结合诊疗指南(2023)》[16]建议指导
KOA 患者进行太极拳、八段锦等练习(强推荐)。

《肌肉训练康复治疗膝痹(膝骨关节炎)专家共识(2020)》[17]推荐 KOA 患
者进行太极拳训练(中等推荐),认为太极拳训练能明显改善患者对 KOA 患者
的骨关节炎评分(western ontario and mcmaster university osteoarthritis
index,WOMAC)及抑郁程度,建议八段锦、五禽戏、易筋经作为辅助治疗(弱推
荐),认为这些功法尚需进行更严格设计的随机对照试验(RCT)研究。

一项系统评价纳入 17 项中医功法(太极拳,八段锦、易筋经、五禽戏)单独
干预 KOA 的 RCT,共计 1 174 例患者[18]。Meta 分析结果提示,中医功法相
对于对照组(常规治疗/不进行干预/物理治疗/阻力训练/伸展运动/健康教
育),对 KOA 患者的 WOMAC 评分中,疼痛[SMD=-0.31,95% CI(-0.52,
-0.10),$P=0.004$]、僵硬症状[SMD=-0.63,95% CI(-1.01,-0.25)]、关
节功能状况[SMD=-0.38,95% CI(-0.61,-0.15)]均有显著改善,均具有
统计学意义($P<0.05$),但各项 RCT 之间存在高异质性和偏倚风险问题,可能
原因在于功法种类、干预措施以及干预时间不同。研究进一步以不同功法为分
组依据,进行亚组分析。结果显示,太极拳组在疼痛评分[SMD=-0.74,95%
CI(-1.09,-0.38)]、关节功能评分[SMD=-0.35,95% CI(-0.54,-0.16)]
上优于对照组,在僵硬评分上与对照组无差异[SMD=-0.43,95% CI
(-1.01,0.16)];八段锦组在僵硬评分[SMD=-1.30,95% CI(-2.32,
-0.28)]和关节功能评分[SMD=-0.52,95% CI(-0.97,-0.07)]上优于对
照组;五禽戏组、易筋经组则与对照组相比没有显著差异($P>0.05$)。在安全性

方面,一项研究报告了 KOA 患者在习练太极拳时会有轻微肌肉酸痛症状,另一项研究报告了一名参与者出现膝关节疼痛的症状,在改善其太极拳招式后症状消失。

一项系统评价纳入 16 项太极拳(杨氏太极拳、孙氏太极拳、太极气功及 24 式太极拳)干预 KOA 的 RCT,共计 986 例患者[19]。Meta 分析结果显示,相对于无运动/健康宣教/常规护理/物理治疗,太极拳可有效改善 KOA 患者疼痛[SMD=−0.69, 95% CI(−0.95, −0.44)],僵硬症状[SMD=−0.59, 95% CI(−0.91, −0.27),],关节功能[SMD=−0.92, 95% CI(−1.16, −0.69), $P<0.001$],平衡功能[SMD=0.69, 95% CI(0.38, 0.99)],生理及心理健康[SF-36 PCS:SMD=0.48, 95% CI(0.28, 0.68);SF-36 MCS:SMD=0.26, 95% CI(0.06, 0.45)]。但各项 RCT 之间异质性高,因此进一步以干预周期为依据进行亚组分析,结果显示,进行 5~24 周的太极拳训练,在对改善骨关节炎引起的疼痛和躯体功能有显著效果,但干预周期≥24 周时,未见以上积极作用,可能原因在于超过 24 周的研究数量较少。采用 GRADE 对太极拳干预 KOA 后各项结局指标改善效果的确定性进行证据分级,提示太极拳在改善疼痛、僵硬、躯体功能、六分钟步行测试,以及生活质量方面的确定性为中等,改善效果可能可信;定时、平衡量表和抑郁方面的确定性为低等,改善效果的可信度有限。在安全性方面,有两项 RCT 报告了太极拳运动最初几天个别患者的轻微肌肉酸痛和下肢疼痛,其他 RCT 没有报告与太极拳运动相关的其他不良事件。

基于上述系统评价,其他学者进行了辅助性分析[20],对纳入的 16 项 RCT 进一步审核,排除了 8 项研究(2 项属于对照性研究,而非随机对照试验,3 项为无法确认所有受试人群均为 KOP 患者,1 项为撤稿论文,2 项为结局指标不符合纳入标准),最终纳入剩余的 8 项研究(共计 407 例患者),以 WOMAC 评分作为主要结局指标,采用 IVhet 模型进行 Meta 分析,并通过计算相对危险度降低(relative risk reduction, RRR)、需治疗人数(number needed to treat, NNT)、估计对照组发生率范围(assumed controlled risk, ACR)来评估太极拳疗效的临床重要性。结果显示,太极拳在疼痛[ES,-0.75,95% CI$(-0.99,-0.51)$,$I^2=21\%$]、僵硬症状[ES,-0.70,95% CI$(-0.95,-0.46)$,$I^2=27\%$]、关节功能[ES,-0.91,95% CI$(-1.12,-0.70)$,$I^2=3\%$]上有显著改善,且各项 RCT 同质性较好;NNT$\leqslant$10 且 RRR$\geqslant$25%,有高级别证据支持太极拳改善疼痛(ACR,$0.15\sim0.88$)、僵硬(ACR,$0.15\sim0.77$)和躯体功能(ACR,$0.13\sim0.97$)的效果具有重要临床意义。

[小结]

现有的临床证据显示,以太极拳、八段锦、五禽戏、易筋经为代表的中医功法在改善 KOA 患者疼痛、僵硬和躯体功能上具有重要临床意义。其中太极拳干预 KOA 的疗效受到广泛认可,被国内外的相关指南所推荐。现有证据提示,中医功法主要适用于 KOA 持续缓解期。但需要注意的是,KOA 是一种慢性疾病,常合并多种疾病或症状。一项指南提及 KOA 无论有无合并症,太极拳都可作为核心身心锻炼方式之一。临床医生应根据患者自身情况综合考虑,选择治疗方案。

在最佳功法处方上,有证据显示,每周进行 2～4 次、每次 20～60 分钟太极拳锻炼可改善 KOA 成人患者的僵硬症状和躯体功能,但各项研究中的干预频率与每次干预时长差异较大,且关于远期疗效的研究尚不充分。因此,功法类型、强度、频率和持续时间方面的选择标准尚未达成共识,需要进一步研究。

在安全性方面,少量证据显示习练太极拳有轻微的肌肉酸痛、足部和膝盖疼痛,其中关于膝盖疼痛的临床研究提示,纠正姿势可以降低膝盖疼痛的发生,这是我们需要密切关注的。

在临床实践中,根据患者自身的可接受程度、可持续时间选择相应的功法或招式,以及专业中医功法知识与技能的指导,是获取良好临床疗效的重要因素。

从目前的研究证据质量来看,还需开展更多高质量的原始研究以提高证据的可信度。未来的研究主要可以从以下方面进行完善:① 由于不同研究之间存在受试人群、功法种类、干预周期与频率等因素的差异,但并未在研究报告中充分描述,可能导致研究证据的整合过程中因高异质性而降低效应估计值的可信度。因此,建议加强实施、报告中的偏倚风险因素控制。② 原始研究平均样本量较小,鼓励开展多中心、大样本的随机对照实验以获得高质量证据。③ 原始研究的结局指标以主观量表为主,主要是评估 KOA 患者疼痛与功能是否改善。KOA 的治疗是一个长期过程,给患者心理带来极大负担,未来建议注重 KOA 患者的心理状况评估,可选择具有代表性的主观与客观指标。④ 原始研究缺乏长期安全与疗效评价,未来应加强长期随访,重视安全性相关细节的报告。

参考文献

［1］Musculoskeletal health［EB/OL］.（2022 - 07 - 14）［2024 - 9 - 24］https://www.who.int/zh/news-room/fact-sheets/detail/musculoskeletal-conditions.

［2］Cieza A，Causey K，Kamenov K，et al. Global Estimates of The Need for Rehabilitation Based on The Global Burden of Disease Study 2019：A Systematic Analysis for The Global Burden of Disease Study 2019［J］. Lancet，2021，396(10267)：2006 - 2017.

［3］蒋婧,陆颖,李洁,等.基于现代文献探讨气功适宜疾病［J］.中国医药导报,2020,17(24):157 - 160.

［4］Vitaloni M，Botto-van Bemden A，Sciortino Contreras RM，et al. Global Management of Patients with Knee Osteoarthritis Begins with Quality of Life Assessment：A Systematic Review［J］. BMC Musculoskelet Disord，2019，20(1)：493.

［5］Cui A，Li H，Wang D，et al. Global，Regional Prevalence，Incidence and Risk Factors of Knee Osteoarthritis in Population-Based Studies［J］. EClinicalMedicine，2020，29 - 30：100587.

［6］GBD 2021 Gout Collaborators. Global，Regional，and National Burden of Osteoarthritis，1990 - 2020 and Projections to 2050：A Systematic Analysis for the Global Burden of Disease Study 2021［J］. Lancet Rheumatol，2023，5(9)：508 - 522.

［7］Du X，Liu ZY，Tao XX，et al. Research Progress on the Pathogenesis of Knee Osteoarthritis［J］. Orthop Surg，2023，15(9)：2213 - 2224.

［8］Giorgino R，Albano D，Fusco S，et al. Knee Osteoarthritis：Epidemiology，Pathogenesis，and Mesenchymal Stem Cells：What Else Is New? An Update［J］. Int J Mol Sci，2023，24(7)：6405.

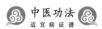
[9] Lv Z, Yang YX, Li J, et al. Molecular Classification of Knee Osteoarthritis [J]. Front Cell Dev Biol, 2021, 9: 725568.

[10] 王琦,易诚青.膝关节骨关节炎治疗的研究进展[J].复旦学报(医学版),2022,49(05):765-770.

[11] Zeng CY, Zhang ZR, Tang ZM, et al. Benefits and Mechanisms of Exercise Training for Knee Osteoarthritis [J]. Front Physiol, 2021, 12: 794062.

[12] 徐浩,肖涟波,翟伟韬.膝骨关节炎中西医结合诊疗专家共识[J].世界中医药,2023,18(7):929-935.

[13] Bannuru RR, Osani MC, Vaysbrot EE, et al. OARSI Guidelines for the Non-Surgical Management of Knee, Hip, and Polyarticular Osteoarthritis [J]. Osteoarthritis Cartilage, 2019, 27(11): 1578-1589.

[14] Kolasinski SL, Neogi T, Hochberg MC, et al. 2019 American College of Rheumatology/Arthritis Foundation Guideline for the Management of Osteoarthritis of the Hand, Hip, and Knee [J]. Arthritis Care Res (Hoboken), 2020, 72(2): 149-162.

[15] 陈卫衡.膝骨关节炎中医诊疗指南(2020年版)[J].中医正骨,2020.32(10):1-14.

[16] 中华中医药学会.膝骨关节炎中西医结合诊疗指南(2023年版)[J].中医正骨,2023,35(06):1-10.

[17] 许学猛,刘文刚,詹红生,等.肌肉训练康复治疗膝痹(膝骨关节炎)专家共识[J].按摩与康复医学,2020,11(19):1-4.

[18] Zhang S, Huang R, Guo G, et al. Efficacy of Traditional Chinese Exercise for the Treatment of Pain and Disability on Knee Osteoarthritis Patients: A Systematic Review and Meta-Analysis of Randomized Controlled Trials [J]. Front Public Health, 2023, 11: 1168167.

[19] Hu L, Wang Y, Liu X, et al. Tai Chi Exercise Can Ameliorate Physical and Mental Health of Patients with Knee Osteoarthritis: Systematic Review and Meta-Analysis [J]. Clin Rehabil, 2021, 35(1): 64-79.

[20] Kelley GA, Kelley KS, Callahan LF. Clinical Relevance of Tai Chi on Pain and Physical Function in Adults with Knee Osteoarthritis: An Ancillary Meta-Analysis of Randomized Controlled Trials [J]. Sci Prog, 2022, 105(2): 368504221088375.

第二节
骨 质 疏 松 症

骨质疏松症(osteoporosis,OP)是一种以骨转换增加和骨量减少为特征的全身性代谢性骨病,通常会导致骨痛和脆性骨折的发生,以胸腰椎骨折、髋部骨折最为常见。据报道,全球OP患病率为18.3%[1],中国50岁及以上OP患病率为19.2%[2],1/3以上的女性和1/5男性会经历骨质疏松性骨折,约33%

是髋部骨折,高达 20% 的患者在 1 年死亡[3]。OP 是全球疾病负担的主要原因之一。美国一项研究显示,预计到 2040 年,OP 相关成本超过 950 亿美元[4],中国用于 OP 性骨折的医疗费用到 2050 年将增至 1 630 亿元[2]。

WHO 将骨密度(bone mineral density,BMD)低于健康青年人平均 BMD 2.5 标准差诊断为骨质疏松。OP 多发生在老年人及妇女群体,可分为原发性骨质疏松症(primary osteoporosis,POP)与继发性骨质疏松症,POP 包括绝经后骨质疏松症(postmenopausal osteoporosis,PMOP)、老年性骨质疏松症(senile osteoporosis,SOP)、特发性骨质疏松症(多发生在青少年)。OP 是遗传和环境因素交互作用的结果[5],与年龄、不健康生活方式、影响骨代谢的疾病及药物、雌激素缺乏、炎症、氧化应激、药物细胞衰老和表观遗传因素相关[6,7]。

目前尚无治愈 OP 的方法,药物治疗主要是通过抑制破骨细胞的骨吸收与增加成骨细胞的骨生成[8],在一定程度上能缓解 OP 患者症状。但 OP 的治疗是一个长期的过程,药物的不良反应、患者依从性等不利因素是不容忽视的,因此需要适宜 OP 的综合管理方案。合理运动在防治 OP 上的作用机制可能是运动通过释放运动刺激的肌激素和通过机械力分泌抗炎细胞因子来影响细胞凋亡和自噬[9]。美国一项指南指出,所有骨质疏松性骨折患者均应进行跌倒评估,应为有风险的患者提供锻炼计划和(或)包含锻炼的联合方案以改善平衡(强推荐)[10]。

中医功法已实践多年。中国《骨质疏松症中西医结合诊疗专家共识(2023)》[11]中认为通过八段锦、太极拳、五禽戏、施氏十二字养生功等运动方法,可预防 OP 的发生。

本章节通过临床研究证据检索与评价,最终纳入 6 份指南,4 项系统评价,1 项随机对照实验,总结中医功法干预 OP 的临床研究证据,帮助读者了解其科学性、适用性、安全性和可行性。

中医功法干预骨质疏松症证据总结

(一) 中医功法对骨质疏松症是否安全、有效?

《骨质疏松症康复指南(2019)》[12]推荐 OP 患者进行太极拳、八段锦和五禽戏锻炼,具体应以患者评定状况和兴趣决定(强推荐),同时指南制订小组更新系统评价,结果显示,进行太极拳锻炼可以改善 OP 患者的骨密度[SMD=0.05,95% CI(0.03,0.07)],减轻疼痛症状[SMD=−1.08,95% CI(−1.43,−0.73)],延长患者睁眼站立时间[SMD=47.48,95% CI(26.08,68.88)]以及闭眼单脚站立时间[SMD=7.61,95% CI(3.30,11.92)],提高生活质量[SMD=0.45,95% CI(0.15,0.76)];进行八段锦锻炼可以改善患者的骨密度[SMD=1.08,95% CI(0.72,1.44)],减轻疼痛症状[MD=−1.03,95% CI(−1.21,−0.85)],增强平衡能力[MD=4.63,95% CI(2.59,6.67)],提高生活质量[MD=5.47,95% CI(4.50,6.44)];进行五禽戏锻炼可以改善患者的腰椎骨密度[SMD=1.42,95% CI(1.05,1.80)]和股骨骨密度[MD=0.24,95% CI(0.19,0.30)],减轻疼痛症状[MD=−0.68,95% CI(−0.97,−0.39)]。

《绝经后骨质疏松症中医临床实践指南(征求意见稿)》(2021)[13]建议绝经后骨质疏松患者:每天进行 1~2 次太极拳,持续 6 个月(强推荐,证据级别 D);或每天上、下午各进行 1 次八段锦锻炼(弱推荐,证据级别 C),持续 6 个月;或每天 1 次,共 3 遍,每周不少于 4 次的五禽戏锻炼(弱推荐,证据级别 D),持续 6 个月。3 种运动疗法与常规治疗联合使用,可减轻患者腰背部疼痛,增加骨密度,并提高肢体平衡能力。若患者在锻炼以上运动功法期间,出现病情不适,或其他疾病等不良反应时,应停止锻炼。

《中国老年骨质疏松症诊疗指南(2023)》[14]认为老年性骨质疏松症患者应遵循个体化运动方式、频率、时间及强度、量力而行、循序渐进的原则,以维持现有功能的适度提高为目的(强推荐,证据级别 B),建议采用太极拳、八段锦和五禽戏等传统运动方式来缓解疼痛、增强肌力、改善步态和增强肢体功能（弱推荐，证据级别 C）。

中华中医药学会《骨质疏松性骨折中医诊疗指南（2023）》[15]中推荐骨质疏松性骨折患者在康复期选择八段锦、五禽戏、太极拳等功法进行锻炼（强推荐，证据级别 C），推荐患者根据自身情况选用改良或简化功法，运动量需因人而异。

《糖尿病（DM）合并骨质疏松症病证结合诊疗指南（2023）》[16]中推荐在 DM 合并 OP 早中期，进行 3～5 次/周，45～60 min/次的简化二十四式太极拳（强推荐，证据级别 2a），或八段锦（强推荐，证据级别 2a 级），或五禽戏（强推荐，证据级别 2a 级），或易筋经锻炼（强推荐，证据级别 2b）。严重心、脑、肺疾、溃疡穿孔或有出血倾向，过于体虚，严重心脏病、急性传染病、精神病为禁忌证。五禽戏锻炼时，还需注意高血压、青光眼患者练闭气不宜过度。

一项系统评价纳入 35 项中医功法（太极拳、八段锦、五禽戏、易筋经）干预中老年人骨质疏松症的随机对照试验[17]，涉及 2 281 例患者，进行网状 Meta 分析，结果显示，与不做干预的对照组相比，太极拳在增加患者骨密度总评分上的差异具有统计学意义[MD=0.64(0.83, 2.03)]，在增强患者 Ward's 三角区、股骨大转子部位的骨密度方面更具优势[MD=0.07(0.04, 0.11)，MD=0.06(0.01, 0.14)]；易筋经在增强患者腰椎 L2～4、股骨颈部位的骨密度以及改善血清碱性磷酸酶的骨代谢生化指标方面效果最佳[MD=0.11(0.03, 0.19)；MD=0.09(0.01, 0.17)；MD=-1.62(-2.40，-0.84)]。

（二）太极拳对骨质疏松症是否安全、有效？

《加拿大骨质疏松症管理和骨折预防临床实践指南（2023）》[18]推荐 50 岁及以上的男性及绝经后女性每周进行至少 2 次平衡和功能训练以降低跌倒的风险，其中包括太极拳（强推荐，证据等级为中等）。

一项系统评价纳入 15 项太极拳干预骨量减少和原发性骨质疏松症的随机对照试验[19]，共计 857 例患者，根据干预措施不同进行亚组分析，分为太极拳与不治疗相比较(亚组 1)、太极拳与常规治疗相比较(亚组 2)、太极拳＋常规治疗与常规治疗相比较(亚组 3)。结果显示,所有研究未报道太极拳对骨质疏松性骨折发生率的影响,亚组 3 在任何结局指标上均未发现显著差异;亚组 1 的骨密度值存在显著差异[WMD＝0.05 g/cm², 95% CI(0.03, 0.07), I^2＝22%],亚组 2[WMD＝0.16 g/cm², 95% CI(0.11, 0.21), I^2＝75%]。由于存在高异质性风险,进行试验序贯分析(trial sequential analysis, TSA),结果显示,太极拳组骨密度累计 Z 值穿过传统界值,同时跨过 TSA 界值,提示太极拳无论是作为单一治疗还是与其他治疗联合使用,对 OP 患者骨密度值都有积极影响。同时亚组 3 与常规治疗相比,太极拳在改善骨钙素[MD＝−1.18, 95% CI(−1.66, −0.70), I^2＝75%]、缓解疼痛(视觉模拟 VAS 评分)[WMD＝−2.61, 95% CI(3.51, −1.71); WMD＝−1.39, 95% CI(−2.01, −0.77)]方面具有一定优势。根据 GRADE 证据评价,太极拳单独或联合常规治疗干预OP 的治疗效果证据的确定性为低到极低,这可能与原始研究方法学质量低、报告不完全、研究之间异质性高相关。

一项系统评价纳入 16 项太极功法(太极拳、太极柔力球、太极推手)对骨密度流失的疗效及安全性的随机对照试验[20],共计 1 719 例患者,Meta 分析结果提示,太极功法改善脊柱腰椎 L2 – 4 骨密度[SMD＝0.40, 95% CI(0.16, 0.65)]、股骨颈骨密度[SMD＝0.75, 95% CI(0.27, 1.24)]方面均优于对照组,但 Ward's 三角骨密度[SMD＝0.50, 95% CI(−0.10, 1.10)]、股骨干骨密度[SMD＝0.16, 95% CI(−0.11, 0.44)]、股骨近端转子骨密度[SMD＝0.54, 95% CI(−0.01, 1.09)],以及桡骨远端 1/3 处骨密度[SMD＝0.20, 95% CI(−0.26, 0.66)]与对照组比较,组间差异无统计学意义。整个研究未报告不良反应及不良事件发生情况。

(三) 八段锦干预骨质疏松症是否安全、有效?

一项系统评价纳入 13 项八段锦干预 OP 的随机对照试验[21],共计 919 例患者,Meta 分析结果显示,八段锦对 OP 患者腰椎及股骨颈的骨密度、疼痛、平衡能力有积极影响,具有统计学差异($P<0.05$),但各研究之间存在异质性高的问题,因此进一步以不同类型的骨质疏松症、不同干预措施为依据进行亚组分析。结果提示,对于 PMOP,单独习练八段锦和八段锦联合常规治疗都可以改善腰椎骨密度[MD=0.60, 95% CI(0.30, 0.90);MD=0.68, 95% CI(0.25, 1.11)]和疼痛量表评分[MD=-1.71, 95% CI(-1.75, -1.67);MD=-1.37, 95% CI(-1.40, -1.35)];单独习练八段锦可以影响血清钙[MD=0.13, 95% CI(0.01, 0.26)]和血清碱性磷酸酶[MD=5.25, 95% CI(1.50, 9.01)];八段锦动联合常规治疗改善平衡[MD=4.47, 95% CI(0.12, 8.82)],影响血清骨钙[MD=-0.02, 95% CI(-0.07, 0.04)]。对于 SOP,单独使用八段锦和八段锦联合常规治疗可以改善平衡[MD=3.42, 95% CI(1.99, 4.85);MD=5.95, 95% CI(4.85, 7.04)];八段锦结合常规治疗可以改善髋关节骨密度[MD=0.01, 95% CI(-0.00, 0.03)],缓解疼痛[MD=-0.67, 95% CI(-1.07, -0.27)]。对于 POP,八段锦联合常规治疗可以改善腰椎和股骨颈的骨密度[MD=0.21, 95% CI(0.16, 0.26);MD=0.23, 95% CI(0.17, 0.28)],但对血清钙和血清 P 水平没有影响。但需要注意的是,据 GRADE 证据评价,八段锦单独或联合常规治疗干预 OP 治疗效果的确定性为低,可能原因在于存在实施偏倚高风险及样本量少的问题。安全性方面,原始研究中研究未报道不良事件。

一项在中国开展的随机对照试验评估二仙汤联合八段锦干预 OP 的有效性及安全性[22]。一名未参与试验的研究人员采用 1∶1∶1 的简单随机化方法(密封信封法进行分配隐藏)对 50 名 OP 患者进行随机分组为八段锦组(17 例)、二仙汤组(15 例)以及联合组(18 例)。三组均服用每日 2 片的碳酸 D3 片。八段锦组患者接受专业人员 1 周的八段锦训练后,进行 15 周的自我训练,每周至少 5 次,每次 45 分钟,在此期间,专业人员每 2 周进行 1 次随访,根据患者的具体情况调整运动强度。二仙汤组患者每日服用 150 ml 二仙汤(仙茅 15 g,淫羊藿 15 g,当归 10 g,黄柏 10 g,知母 10 g,巴戟天 10 g)1 次,持续 16 周。联合组则是二仙汤联合八段锦,具体措施同上。在干预前、干预 8 周、干预 16 周时,分别评估三组的骨密度、单腿站立测试(OLST)、Berg 平衡量表(BBS)、定时和走动(TUG)测试、焦虑自评量表(SAS)和抑郁自评量表(SDS)。结果显示,三组在干预前的腰椎(L2~4)和股骨颈骨密度、OLST、BBS 和 TUG 评分无统计学差异($P > 0.05$);在干预 8 周和 16 周后,联合组和二仙汤组的腰椎和股骨颈骨密度均优于干预前($P < 0.05$),联合组和八段锦的 OLST、BBS 和 TUG 评分均高于干预前($P < 0.05$),三组的 SAS 和 SDS 评分均优于干预期($P < 0.05$);组间分析显示,联合组在改善骨密度、OLST、BBS、TUG、SAS 和 SDS 评分上均优于八段锦及二仙汤组($P < 0.01, P < 0.05$)。整个研究期间没有未报告不良反应或不良事件发生情况。

[小结]

OP 发病具有一定的隐匿性,早期症状往往不明显,容易被忽视。因此,预防是减轻 OP 损害的关键。有研究[23]表明,若 OP 的发现率绝对增加 20%,预计在未来 22 年内预防 260 万例骨折,而若发现率绝对增加 50%,同一时期则可以防止超过 400 万例骨折。因此,早诊断、早防治对患者及社会来说显得至关重要。

现有证据显示,中医功法单独或与其他疗法联合干预 OP 总体上是有效的,研究对象主要为绝经后和老年性 OP。此外,中医功法也适用于骨质疏松性骨折后的康复期,但仍需进一步验证。对于有合并症的 OP 患者,临床医师应谨慎建议患者是否进行功法锻炼。安全性上来看,目前未发现相关不良事件的报道。国内外指南建议 OP 患者保持积极的生活方式,包括中医功法锻炼。

老年性 OP 患者是一个特殊群体,在进行运动类型选择时应考虑跌倒风险。中医功法如太极拳、八段锦、易筋经、五禽戏等,强调形神合一,动作柔和而紧弛有度,对爆发力、柔韧性和平衡能力都能够起到较好的训练作用,且老年人对这些功法的接受度较高,依从性较好[24]。

关于功法选择,有研究表明,太极拳和易筋经在干预中老年性 OP 方面均有显著优势,其中太极拳被认为是最佳选择,但仍需高质量证据进一步验证。基于现有证据,并考虑到功法锻炼的主观性,目前尚未形成针对不同类型的 OP 患者的最佳功法选择建议。相关临床研究所观察的中医功法主要集中在太极拳和八段锦,而在国外则以太极拳为主。未来的研究可以比较不同功法的有效性,或单独功法与功法联合其他运动模式进行对比,以评估其对 OP 的干预效果。此外,对于特发性 OP、继发性 OP,哪些中医功法是安全、有效的? 现有证据尚未进行专题研究,未来可在此方向进行挖掘。

关于中医功法的具体实施措施,研究表明,运动的益处与运动类型、强度、持续时间以及患者的依从性密切相关[25]。每周进行 2～3 次,每次 30～60 分钟的运动可能为最佳干预频次与时长,而每周超过 3 次可能增加跌倒风险[26]。中医功法的锻炼频次与时长是否与此一致,尚需开展更多的相关研究,而最佳中医功法处方也尚未达成共识。从当前研究证据来看,OP 患者可能需要进行较长时间的功法练习才能达到治疗目的。

临床医师在为患者提供建议时,应根据患者具体情况量力而行,循序渐进。需要注意的是,针对有合并多种疾病的 OP 患者,有一项指南指出:严重心脑肺疾病、溃疡穿孔或有出血倾向、过于体虚、严重心脏病、急性传染病、精神病患者不适宜进行中医功法锻炼;并指出五禽戏锻炼时,还需注意高血压、青光眼患者练闭气不宜过度。但国内外其他指南对此未做详细论述。因此,临床医师应综合考虑患者的整体状况,在排除禁忌证后,建议患者功法锻炼。

从目前原始研究证据来看,还存在以下问题亟待解决:① 原始研究缺乏大样本、多中心的设计,并且由于研究过程描述不够清晰,报告质量低,加之功法种类等因素的影响,导致研究存在一定的偏倚和临床异质性,从而影响了证据整合结果的可信度。因此,建议依据循证医学及临床流行病学原则,加强偏倚因素的控制,设计并实施高质量的临床研究,以期获得更高质量的临床证据支持。② 目前的原始研究的研究对象集中在绝经后、老年性 OP,而 OP 的发生呈现年轻化趋势。未来应对中医功法在预防 OP 方面的应用进行深入研究。③ 尽管现有证据未发现与中医功法相关的不良事件,一定程度上说明中医功法干预 OP 是安全的,但仍缺乏对其长期安全性的评价。建议今后进行长期安全性评估,并关注安全性相关细节的报告。

参考文献

［1］Salari N，Ghasemi H，Mohammadi L，et al. The Global Prevalence of Osteoporosis in The World：a Comprehensive Systematic Review and Meta-Analysis［J］. J Orthop Surg Res, 2021, 16(1)：609.

［2］袁玲丹,宋利格.《原发性骨质疏松症诊疗指南(2022 版)》解读[J].同济大学学报(医学版),2023,44(06)：777-784.

［3］Noh JY，Yang Y，Jung H. Molecular Mechanisms and Emerging Therapeutics for Osteoporosis［J］. Int J Mol Sci，2020，21(20).

［4］Lewiecki EM，Ortendahl JD，Vanderpuye-Orgle J，et al. Healthcare Policy Changes in Osteoporosis Can Improve Outcomes and Reduce Costs in the United States［J］. JBMR Plus, 2019, 3(9)：10192.

［5］张萌萌,毛未贤,马倩倩.骨质疏松分子生物学研究专家共识[J].中国骨质疏松杂志,2024,30(02)：157-162.

［6］中华医学会骨质疏松和骨矿盐疾病分会.男性骨质疏松症诊疗指南[J].中华骨质疏松和骨矿盐疾病杂志,2020,13(05)：381-395.

［7］Zhivodernikov IV，Kirichenko TV，Markina YV，et al. Molecular and Cellular Mechanisms of Osteoporosis［J］. Int J Mol Sci, 2023, 24(21).

［8］邱晓萍,刘铠婕,林宇慧,等.骨质疏松症的流行病学、管理与防治研究进展[J].山东医药,2023,63(21)：107-111.

［9］Zhang L，Zheng YL，Wang R，et al. Exercise for Osteoporosis：A Literature Review Of Pathology and Mechanism［J］. Front Immunol, 2022, 13：1005665.

［10］Gregson CL，Armstrong DJ，Bowden J，et al. UK Clinical Guideline for The Prevention and Treatment of Osteoporosis［J］. Arch Osteoporos, 2022, 17(1)：58.

［11］赵东峰,唐德志.骨质疏松症中西医结合诊疗专家共识[J].世界中医药,2023,18(07)：887-894.

［12］石秀娥,方国恩,杨克虎,等.骨质疏松症康复指南(下)[J].中国康复医学杂志,2019,34(12)：1511-1519.

［13］谢雁鸣,刘峘,姜俊杰,等.绝经后骨质疏松症中医临床实践指南(征求意见稿)[J].中国中药杂志,2021,46(22)：5992-5998.

［14］中国老年骨质疏松症诊疗指南工作组.中国老年骨质疏松症诊疗指南(2023)[J].中华骨与关节外科杂志,2023,16(10)：865-885.

［15］中华中医药学会.骨质疏松性骨折中医诊疗指南[J].中医正骨,2023,35(01)：1-9.

[16] 李双蕾,倪青,舒晓春.糖尿病合并骨质疏松症病证结合诊疗指南[J].世界中医药,2023.18(17):2413-2422.

[17] 于莹.4种中国传统健身运动疗法对中老年人骨质疏松症的网状 Meta 分析[J].中国体育科技,2020,56(09):37-44.

[18] Morin SN, Feldman S, Funnell L, et al. Clinical Practice Guideline for Management of Osteoporosis and Fracture Prevention in Canada: 2023 Update [J]. CMAJ, 2023, 195(39):1333-1348.

[19] Zhang Y, Chai Y, Pan X, et al. Tai Chi for Treating Osteopenia and Primary Osteoporosis: A Meta-Analysis and Trial Sequential Analysis [J]. Clin Interv Aging, 2019, 14:91-104.

[20] 曾令烽,杨伟毅,梁桂洪,等.传统太极功法干预对改善骨密度流失疗效及安全性的系统评价[J].中国组织工程研究,2019,23(27):4420-4428.

[21] Sun C, Qi B, Huang X, et al. Baduanjin Exercise: A Potential Promising Therapy toward Osteoporosis [J]. Front Med (Lausanne), 2022, 9:935961.

[22] Li K, Yu H, Lin X, et al. The Effects of Er Xian Decoction Combined with Baduanjin Exercise on Bone Mineral Density, Lower Limb Balance Function, and Mental Health in Women with Postmenopausal Osteoporosis: A Randomized Controlled Trial [J]. Evid Based Complement Alternat Med, 2022, 2022:8602753.

[23] Lewiecki EM, Ortendahl JD, Vanderpuye-Orgle J, et al. Healthcare Policy Changes in Osteoporosis Can Improve Outcomes and Reduce Costs in the United States [J]. JBMR Plus, 2019, 3(9):e10192.

[24] 全志勇,叶文彬.衰弱综合征及其中医传统功法干预的研究进展[J].中国医药导刊,2023,25(11):1130-1134.

[25] Gregson CL, Armstrong DJ, Bowden J, et al. UK Clinical Guideline for the Prevention and Treatment of Osteoporosis [J]. Arch Osteoporos, 2022, 17(1):58.

[26] de Souto Barreto P, Rolland Y, Vellas B, et al. Association of Long-term Exercise Training with Risk of Falls, Fractures, Hospitalizations, and Mortality in Older Adults: A Systematic Review and Meta-analysis [J]. JAMA Intern Med, 2019, 179(3):394-405.

第三节

腰椎间盘突出症

腰椎间盘突出症(lumbar disc herniation,LDH)是腰椎间盘发生退行性病变后,纤维环部分或全部破裂,髓核单独或者连同纤维环、软骨终板向外突出,刺激或压迫窦椎神经和神经根导致腰腿疼痛的一种临床综合征[1],典型症状包括腰部或下肢钝痛或剧烈疼痛、肌肉痉挛、坐骨神经痛、感觉异常和下肢肌无力,甚至发生急性马尾综合征[2]。LDH 是造成腰痛的主要原因之一。研究显示,无论是 LDH 的类型如何,长期腰痛的患病率为 46.2%[3]。根据 2021 年的全球负担研究,腰痛已成为全球非传染疾病中伤残损失寿命年(years lived with disability,YLD)排名第一的疾病[4]。患 LDH 的终生风险约为 30%,而有症状的 LDH 风险为 1%~3%[5]。LDH 的复发率在 5 年随访中达 6.27%[6]。同时,40.9% 的 LDH 患者合并抑郁症[7]。这一系列问题给个人、家庭、社会以及全球医疗和经济带来沉重负担。

LDH 的发生是多种因素造成的,包括遗传因素、先天发育、代谢异常等内源性因素,以及外力损伤、压力负荷、肥胖、吸烟等外源性因素。其主要发病机制涉及机械应力、炎症反应、自身免疫反应、细胞外基质代谢等方面[7]。LDH 的治疗手段分为手术治疗与非手术治疗,其中非手术治疗是大多数 LDH 患者的一线治疗方式。中医功法作为具有一种中医特色的非手术疗法,主要通过调身、调息、调心来实现。其特点是动作针对性强、动作缓慢而有劲,能使腰背部肌肉充分伸展、舒缩,消除肌肉疲劳,增强肌力,从而提升脊柱稳定性,改善腰椎功能。《腰椎间盘突出症中西医结合诊疗专家共识(2023)》[8]中建议 LDH 患者可进行导引功法治疗,并建议将功法稍加改进,使之更适合患者学习与锻炼,有利于脊柱整体肌肉、关节的功能锻炼。此外,多部指南已推荐中医功法作为 LDH 患者的非手术疗法。

本章节围绕中医功法干预 LDH 的安全性与疗效问题,检索、评价临床研究证据,最终纳入 2 部指南、3 项系统评价、1 项随机对照试验进行总结,帮助读者了解其科学性、适用性、安全性和可行性。

中医功法干预腰椎间盘突出症证据总结

中医功法干预腰椎间盘突出症是否安全、有效?

《腰椎间盘突出症中医循证实践指南(2024)》[9]指出,在排除腰椎结核、肿瘤、骨折、严重内科疾病等禁忌证的基础上，中医功法可作为治疗 LDH 的一种重要方法。其中，建议采用八段锦锻炼治疗 LDH，以改善腰椎功能障碍（弱推荐，证据等级 D），建议太极拳联合西医常规治疗腰椎间盘突出症，以减轻疼痛（弱推荐，证据等级 C），建议易筋经联合西医常规治疗腰椎间盘突出症患者，以改善腰椎功能障碍（弱推荐，证据等级 C）。该指南推荐八段锦、易筋经的锻炼应遵循国家体育总局于 2003 年颁布的《健身气功·八段锦》《健身气功·易筋经》进行，太极拳则按照 1956 年颁布的二十四式简化太极拳进行锻炼。每次锻炼时间为 30～60 分钟，运动强度应根据患者自身情况量力而行，循序渐进。

《非手术疗法治疗腰椎间盘突出症的循证实践指南（2024）》[10]建议在常规康复治疗基础上，联合腰部核心肌群训练（弱推荐，证据等级 B），八段锦结合推拿（弱推荐，证据等级 B）、常规功能锻炼（弱推荐，证据等级 C）或针刀（弱推荐，证据等级 C），以改善康复期和缓解期 LDH 患者的疼痛症状和腰椎功能。

一项系统评价纳入 22 项中医功法（八段锦、易筋经、太极拳、五禽戏）干预 LDH 的平行随机对照试验[11]，共计 1 931 例患者，Meta 分析结果提示，中医功法在改善视觉疼痛模拟评分（VAS）$[MD=-0.66, 95\% \ CI(-0.89, -0.42)]$、JOA 评分$[MD=3.01, 95\% \ CI(2.38, 3.64)]$、Oswestry 功能障碍指数评分（ODI）$[MD=-3.36, 95\% \ CI(-6.23, -0.49)]$方面均优于对照组，尽管存在异质性较高的问题，但敏感性分析支持了这一结果的稳健性。研究进一步对功法种类进行亚组分析，结果显示，以八段锦、易筋经为主的中医功法组可显著改善 VAS 评分$[MD=-0.58, 95\% \ CI(-0.87, -0.28); MD=-0.75, 95\% \ CI(-1.28, -0.23)]$和日本骨科协会腰椎疾患量表评分（JOA），且两组之间无统计学差异（$P>0.01$）。为进一步验证 Meta 分析结果稳定性，进行试验序贯分析（trial sequential analysis，TSA），结果显示，VAS、JOA 评分累计 Z 值穿过传统界值（即传统意义上的 $P=0.05$），同时跨过 TSA 界值，支持中医功法在改善 LDH 患者疼痛、关节功能这一结论的稳定性，但中医功法干预 LDH 的有效率存在假阳性可能，因而尚需更多高质量的随机对照实验来验证。所有研究未报

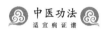

告不良反应及不良事件发生情况。

　　一项系统评价纳入 13 项八段锦干预 LDH 的随机对照试验[12]，共计 848 例患者，Meta 分析结果显示，与对照组相比，八段锦联合推拿/腰背或腰腹肌锻炼/电针/针刺/针刀的临床有效率[OR＝4.70，95％ CI(1.66，13.30)]，VAS 评分[MD＝－0.92，95％ CI(－1.18，－0.66)]，JOA 评分[MD＝4.2，95％ CI(1.05，7.35)]，以及 ODI 评分[MD＝－5.92，95％ CI(－8.01，－3.82)]均显著优于对照组，差异均有统计学意义($P<0.05$)。八段锦可作为 LDH 患者缓解疼痛、改善腰部功能的辅助疗法，且更适用于 LDH 缓解期。

　　一项系统评价纳入 10 项导引功法干预 LDH 的随机对照试验[13]，共计 1 130 例患者，Meta 分析结果显示，导引功法联合其他疗法治疗 LDH 的总有效率[RR＝1.16，95％ CI(1.08，1.24)]、日本骨科学会腰痛评分[SMD＝2.20，95％ CI(0.94，3.46)]均高于对照组；VAS 评分[SMD＝－1.41，95％ CI(－2.57，－0.24)]、Oswestry 功能障碍指数评分[SMD＝－0.59，95％ CI(－0.93，－0.24)]均低于对照组。

　　一项在中国开展的多中心、随机、对照、评估者设盲的临床试验中[14]，为评估中医功法联合推拿干预 LDH 的有效性及安全性，将 272 例 LDH 患者随机分为中医功法组与对照组各 136 例。两组患者均接受 3 次/周、20 分钟/次的中医按摩，持续 6 周。中医功法组在此基础上增加了改良版太极拳锻炼，该版太极拳是通过专家德尔菲问卷及生物力学角度筛选出的 4 个典型且易于实践的动作：云手、斜飞式、左右倒撵猴、搂膝拗步。整个锻炼计划持续 6 周，集体训练为 3 次/周、30 分钟/次，家庭练习要求达到≥20 分钟/天。主要结局指标包括 VAS 评分和 Oswestry 功能障碍指数(ODI)，次要结局指标为麦吉尔疼痛问卷简表(SF - MPQ)，以及通过 3D 技术捕捉的步行速度、步频和腰椎活动度。结果显示，共 259 例患者完成此项研究，其中 82 例患者完成 3D 运动数据采集。干预 6 周后，中医功法组 VAS 评分[MD＝4.05，95％ CI(2.15，5.95)]和 ODI 评分[MD＝3.57，95％ CI(2.84，4.30)]均优于对照组；腰椎活动度[MD＝5.96，

95％CI(0.60，11.20)]和最大屈曲度[MD＝7.29，95％CI(1.75，12.87)]与对照组相比,均有显著改善。整个研究期间的不良事件记录提示无不良反应或不良事件(如疼痛、出血、血肿或瘀伤)发生。

[小结]

现有证据表明,中医功法联合对照组措施(推拿/针灸/常规康复治疗等)或单独干预 LDH 有一定优势,尚无不良事件报告。因此,中医功法可以作为 LDH 的辅助干预措施,但仍需要注意以下 4 点。

1) 关于最佳中医功法选择:现有证据提示,八段锦、太极拳、易筋经是干预 LDH 临床研究中的常见功法。八段锦强调"以腰为轴",配合肢体运动和呼吸吐纳,以达到经通络、强健筋骨和调养气血之用,能改善 LDH 患者趾背屈肌力,增强背部肌肉群牵拉力度,提升腰椎功能,矫正患者两肩内收、圆肩驼背等不良姿势[15]。太极拳的练习要求保持身体的中立状态和各部位姿势的中正平衡,从而使脊柱系统维持机械平衡,改变突出物与神经根的相对位置关系,缓解突出物对神经根的压迫,并促进局部炎症的消退,缓解患者症状[16]。易筋经则通过调节呼吸促进肌肉主动收缩,其训练动作中伴随躯干的旋转,进一步刺激脊柱周围肌肉,以稳定脊柱,其起效的作用靶点主要集中在腰部的核心肌群,从而改善腰椎稳定性[17]。然而,需要注意的是,中医功法历经长时间传承,属于较为复杂的干预措施,同一种功法也有不同的练习版本,主观因素可能对具体实施产生影响。中医功法指导者的理解差异也可能导致功法习练方式的不同,以及研究对象的依从性。因此,在临床实践中应根据患者的具体病情,遵循个体化治疗理念,依据中医功法的特点与作用机制,建立符合 LDH 不同阶段的针对性锻炼处方。

2) 关于中医功法最佳介入时间:现有指南[18]指出,不推荐急性 LDH 患者在最初的 1～2 周内进行运动疗法,较为合理的安排是在急性症状持续 3 周后再开始运动疗法;对于亚急性或慢性病程的患者,如果无危险信号,应尽早开始运动治疗。目前证据提示,中医功法多运用于 LDH 缓解期或术后中后期,这与指南推荐相一致。针对中医功法干预 LDH 的最佳干预周期、频次、时长,指南推荐八段锦每次练习 30~60 分钟。相关研究[19]显示,八段锦锻炼总时长<2 000 分钟时,腰椎功能改善不佳,因此建议每周练习 5 天,每天 30~60 分钟,持续时间至少为 7~13 周;如果每周练习 7 天,每天 30~60 分钟,则至少需要练习 5~10 周。然而,中医功法种类多,其他种类功法的干预周期、频次、时长是否与此一致,仍缺乏基于高质量研究证据的总体方案。因此,临床医师在实践中应根据患者的病情,采取循序渐进的介入策略。

3) 原始研究证据质量不高的主要原因可能在于:① 目前的研究样本数量相对较少,且大多集中在单中心,使得结果的普遍性受到限制。② 各项研究之间异质性较高,可能与功法种类、对照措施、研究对象基本特征、干预过程中研究对象的依从性以及对功法的理解熟悉程度有关,从而影响证据整合结果的稳健性。③ 结局指标多是以 VSA、JOA、ODI 评分等主观性量表为主,缺乏客观指标。④ 目前对于中医功法长期安全评价证据较为缺乏。因此,未来的研究应关注中医功法临床研究的方法设计与实施,以提升证据质量。

4) 关于中医功法的安全性评价:未来需要关注长期随访中的终点结局指标如手术率等的疗效评估以及不良事件的具体细节报告。

(蒋婧)

参考文献

[1] 中华医学会疼痛学分会脊柱源性疼痛学组.腰椎间盘突出症诊疗中国疼痛专家共识[J].中国疼痛医学杂志,2020,26(01):2-6.

[2] Hao DJ, Duan K, Liu TJ, et al. Development and Clinical Application of Grading and Classification Criteria of Lumbar Disc Herniation [J]. Medicine (Baltimore), 2017, 96(47): e8676.

[3] Wong T, Patel A, Golub D, et al. Prevalence of Long-Term Low Back Pain after Symptomatic Lumbar Disc Herniation [J]. World Neurosurg, 2023, 170: 163-173.

[4] GBD 2021 Diseases and Injuries Collaborators. Global Incidence, Prevalence, Years Lived with

Disability（YLDS），Disability-Adjusted Life-Years（DALYS），and Healthy Life Expectancy（HALE）for 371 Diseases and Injuries in 204 Countries and Territories and 811 Subnational Locations，1990 - 2021：A Systematic Analysis for the Global Burden of Disease Study 2021［J］. Lancet，2024，403（10440）：2133 - 2161.

［5］Pojskic M，Bisson E，Oertel J，et al. Lumbar Disc Herniation：Epidemiology，Clinical and Radiologic Diagnosis WFNS Spine Committee Recommendations［J］. World Neurosurg X，2024，22：100279.

［6］Guo J，Li G，Ji X，et al. Clinical and Radiological Risk Factors of Early Recurrent Lumbar Disc Herniation at Six Months or Less：A Clinical Retrospective Analysis in One Medical Center［J］. Pain Physician，2022，25(7)：E1039 - E1045.

［7］Chen Z，Luo R，Yang Y，et al. The Prevalence of Depression in Degenerative Spine Disease Patients：A Systematic Review and Meta-Analysis［J］. Eur Spine J，2021，30(12)：3417 - 3427.

［8］崔学军，梁倩倩.腰椎间盘突出症中西医结合诊疗专家共识［J］.世界中医药,2023,18(7)：945 - 952.

［9］秦晓宽,孙凯,徐卫国,等.腰椎间盘突出症中医循证实践指南［J］.西部中医药,2024,37(5)：1 - 15.

［10］葛龙,李镜,尚文茹,等.非手术疗法治疗腰椎间盘突出症的循证实践指南［J］.中国循证医学杂志,2024,24(02)：125 - 148.

［11］Zhang W，Wang G，Xie R，et al. Traditional Chinese Exercises on Pain and Disability in Middle-Aged and Elderly Patients with Lumbar Disc Herniation：A Systematic Review and Meta-Analysis of Randomized Controlled Trials［J］. Front Med (Lausanne)，2023. 10：1265040.

［12］孙浩,闵文,李晨,等.八段锦治疗腰椎间盘突出症的 Meta 分析［J］.按摩与康复医学,2021,12(5)：68 - 73.

［13］丁兴,许金海,叶洁,等.导引功法治疗腰椎间盘突出症临床疗效的 Meta 分析［J］.中医正骨,2021,33(9)：32 - 37.

［14］Zhou X，Kong L，Ren J，et al. Effect of Traditional Chinese Exercise Combined with Massage on Pain and Disability in Patients with Lumbar Disc Herniation：A Multi-Center，Randomized，Controlled，Assessor-Blinded Clinical Trial［J］. Front Neurol，2022. 13：952346.

［15］刘宗胜,李正茂,王国凡.八段锦功法锻练干预对腰椎间盘突出症术后患者功能恢复的影响［J］.九江学院学报(自然科学版),2021,36(04)：116 - 118＋124.

［16］赵有强,刘楠,王立能,等.导引功法防治腰椎间盘突出症的临床研究进展［J］.云南中医中药杂志,2017,38(01)：89 - 91.

［17］王大中,符积勤,刘利涛.传统功法易筋经治疗腰椎间盘突出症慢性腰痛疗效及对腰椎躯干肌张力、活动度的影响［J］.现代中西医结合杂志,2023,32(11)：1560 - 1564.

［18］周谋望,岳寿伟,何成奇,等."腰椎间盘突出症的康复治疗"中国专家共识［J］.中国康复医学杂志,2017,32(02)：129 - 135.

［19］刘志丹.八段锦功效评析及对腰椎间盘突出症康复疗效的 Meta 分析［D］.北京：北京中医药大学,2022.

第二章　循环系统疾病

循环系统疾病包括心脏和血管疾病,是现代社会威胁人类健康,导致人类死亡的主要疾病之一。常见的心血管疾病有高血压、缺血性心脏病、心力衰竭、心律失常等。世界心脏病联盟发布的《2023年世界心脏报告》(World Heart Report 2023)中称,心血管疾病一直是全球死亡的主要原因,2021年有2050万人死于心血管疾病,约占全球死亡总人数的三分之一。其中,缺血性心脏病是导致心血管疾病死亡的主要病因[1]。在中国城乡居民疾病死亡构成比中,心血管病占首位,2020年分别占农村、城市死因的48.00%和45.86%;每5例死亡中就有2例死于心血管病[2]。而中医功法在防治部分常见循环系统疾病方面具有一定疗效,可作为一种治疗手段供医生和患者选择。本章主要对目前中医功法防治高血压病、冠状动脉粥样硬化性心脏病(冠心病)、慢性心力衰竭的临床研究证据进行总结和分析,探讨中医功法干预方法的安全性和临床疗效。

第一节
高 血 压 病

高血压是全球人类过早死亡的主要原因之一,全世界约有12.8亿30～79岁的成年人患有高血压,仅有不到一半的高血压患者得到诊断和治疗,大约仅有21%的高血压患者病情得到了控制[3]。我国高血压患病率呈逐年增长趋势,1959年为5.1%,2018年已增长到27.5%。大量研究显示,中国老年人群高血压患病率更高[4],随着老龄化社会的到来,高血压防治工作面临巨大挑战。

高血压病是以体循环动脉压升高为主要临床表现的心血管综合征,又称原

发性高血压,定义为未使用降压药物的情况下非同日 3 次诊室收缩压≥
140 mmHg 和(或)舒张压≥90 mmHg。高血压是多因素、多环节、多阶段和个
体差异性较大的疾病,遗传因素、环境因素以及肥胖、药物等其他因素都与高血
压发病有关。它是心脑血管疾病最重要的危险因素,常与其他心血管危险因素
共存,可损伤重要脏器,如心、脑、肾的结构和功能,最终导致这些器官的功能
衰竭。

高血压的治疗包括药物干预和生活方式干预。常用降压药物可归纳为五
大类,即利尿剂、β受体拮抗剂、钙通道阻滞剂(CCB)、血管紧张素转换酶抑制剂
(ACEI)和血管紧张素 E 受体拮抗剂(ARB)。然而,药物治疗存在一些问题,如
不良反应多、需长期服药、依从性不高等。在生活方式方面,所有患者都应采取
生活方式干预来降低血压和心血管危险,包括减少钠盐摄入、合理膳食、控制体
重、戒烟限酒、坚持运动以及减轻压力。定期锻炼有利于高血压患者减轻体重、
改善胰岛素抵抗,并提高患者的心血管调节适应能力,稳定血压水平,从而降低
心血管死亡和全因死亡风险。建议高血压患者每周进行 4～7 日、每日累计
30～60 分钟的中等强度运动。

中医功法防治高血压病已有 40 余年的临床研究累积。《高血压中医诊疗
专家共识(2019)》认为太极拳、八段锦、气功等传统的运动疗法具有即刻降压及
远期降压疗效[5]。《国家基层高血压防治管理指南 2020 版》也提出,太极拳作
为一种规律的中等强度运动具有直接的降压效果[6]。本章节通过临床研究证
据检索与评价,纳入近年国内外相关临床指南与专家共识 4 篇、系统评价 12
篇、队列研究 2 篇、随机对照试验(RCT)2 篇进行证据总结。

中医功法干预高血压的证据总结

(一) 中医功法干预高血压是否安全、有效?

一项系统评价研究中医功法对高血压患者血压的影响,共纳入 14 项

RCT[8]，涉及 829 例患者。试验组以各类中医功法(气功、八段锦、六字诀、易筋经)为主要干预措施，对照组则保持原有生活方式或采取其他有氧运动。Meta 分析结果表明，与不锻炼相比，中医功法能降低收缩压[MD＝−8.90，95％ CI(−12.13，−5.67)]和舒张压[MD＝−5.02，95％ CI(−7.88，−2.17)]，但各项研究之间存在较高的异质性。不同对照组、不同锻炼总量的亚组分析提示，与不锻炼相比，中医功法降低收缩压的合并效应值(10 项 RCT，487 例)随着锻炼总量的增加而增加，锻炼总量为 4 501～6 000 分钟时，合并效应值达到最大[MD＝−17.31，95％ CI(−22.84，−11.78)]，同时舒张压的合并效应值(9 项 RCT，508 例)也达到最大[MD＝−12.93，95％ CI(−18.32，−7.55)]；而与有氧运动相比，中医功法降低收缩压、舒张压的效果没有统计学差异。

一项系统评价研究中医功法对高血压患者的有效性和安全性，纳入了 16 篇 RCT[9]，涉及 1 164 例患者。试验组以太极拳、八段锦、易筋经单独干预或联合药物干预，对照组包括药物干预、有氧运动或空白对照等。Meta 分析结果显示，中医功法可以降低收缩压 13.19 mmHg[MD＝−13.19，95％ CI(−16.30，−10.08)]，降低舒张压 5.47 mmHg[MD＝−4.81，95％ CI(−4.94，−4.67)]。还可以改善包括总胆固醇和甘油三酯水平的血脂和内皮素水平，并改善高血压患者的生活质量。但各研究间存在显著异质性。在安全性方面，报道不充分，尚无法得出确切结论[9]。

一项系统评价评估太极拳和气功对原发性高血压患者的血压、一氧化氮(NO)和内皮素-1(ET-1)水平的影响[10]。纳入 9 项 RCT，涉及 516 名患者。试验组为太极拳、气功(八段锦、马王堆导引术)单独干预或联合药物/有氧运动干预，对照组为无干预、常规护理、降压药或有氧运动。Meta 分析结果显示，与对照组相比，试验组在降低收缩压[SMD＝−1.13，95％ CI(−1.47，−0.79)]和舒张压[SMD＝−1.14，95％ CI(−1.59，−0.68)]有统计学意义，但各研究之间存在较大异质性。在干预时长的亚组分析中，中医功法降低收缩压的效应估计随着时长的增加而增加，在时长达到 2.5～3 个月时，5 项异质性较低的

RCT(289 例)提示有统计学意义的收缩压降低[SMD=−1.14，95% CI(−1.47，−0.81)]；时长达到 6 个月时，2 项异质性较低的 RCT(108 例)提示更显著的降低收缩压效果[SMD=−1.54，95% CI(−1.98，−1.11)]。对于影响血压的血管内皮细胞功能调节因子，中医功法可以提高 NO 含量[SMD=0.74，95% CI(0.56，0.92)](9 项 RCT，511 例，异质性较低)，降低血液中的 ET−1 含量[SMD=−0.64，95% CI(−0.84，−0.45)](7 项 RCT，421 例，异质性较低)。

(二) 太极拳干预高血压是否安全、有效?

中国台湾心脏病学会和台湾高血压学会发布的《高血压管理指南(2022)》[11]中提出，推荐通过太极拳、瑜伽和冥想等神经运动或训练来降低血压(强推荐，level b)。对于无法进行有氧运动的老年人或身体虚弱的成年人，可以建议他们进行神经运动训练，如太极拳、瑜伽和冥想。

一项系统评价探讨太极拳的不同训练方式和持续时间对高血压的影响，纳入 13 项 RCT[12]，涉及 1 461 名患者。试验组以 24 式简化太极拳、杨式太极拳、12 式太极拳、13 式太极拳为主要干预措施，对照组为常规护理或标准治疗。Meta 分析结果表明，太极拳可降低收缩压[WMD=−6.58，95% CI(−8.14，−5.02)]和舒张压[SMD=−0.57，95% CI(−0.77，−0.37)]，但各项研究之间存在较高异质性。根据干预时长进行的亚组分析提示，训练持续不超过 12 周时，24 式简化太极拳或杨式太极拳可降低收缩压[WMD=−6.79，95% CI(−9.90，−3.69)](异质性较高)和舒张压[SMD=−0.84，95% CI(−1.06，−0.61)](异质性较低)，但其他类型太极拳未显著降低收缩压和舒张压。训练持续时间大于 12 周时，24 式简化太极拳或杨式太极拳可降低收缩压[WMD=−5.90，95% CI(−8.73，−3.06)](异质性较高)和舒张压[SMD=−0.51，95% CI(−0.72，−0.30)](异质性较高)，但其他类型太极拳未显著降低舒张压，无对应的研究可以分析时间大于 12 周时其他类型太极拳降低收缩压的情况[12]。

一项系统评价研究太极拳对心血管疾病风险因素和原发性高血压患者生活质量的影响,纳入 15 个 RCT[13],涉及 1 543 名患者。试验组采用太极拳或太极拳联合干预,对照组包括空白对照、健康教育、常规护理及药物干预。Meta 分析结果表明,太极拳可降低收缩压[WMD = −12.47, 95% CI(−16.00, −8.94)]和舒张压[WMD = −6.46, 95% CI(−8.28, −4.64)];能提高患者生活质量[SMD = 0.62, 95% CI(0.35, 0.90)];改善血脂情况,包括总胆固醇[WMD = −0.49, 95% CI(−0.62, −0.37)]、甘油三酯[WMD = −0.49, 95% CI(−0.92, −0.07)]、低密度脂蛋白胆固醇(LDL - C)[WMD = −0.86, 95% CI(−1.30, −0.43)];改善血糖[WMD = −0.91, 95% CI(−1.59, −0.23)]。但各研究之间异质性较高,进一步根据锻炼时长做亚组分析。其中 3 项异质性较低的研究(342 例患者)提示,太极拳锻炼 12 周以内可以改善生活质量[SMD = 0.91, 95% CI(0.68, 1.13)];2 项异质性较低的研究(182 例患者)提示,太极拳锻炼 12 周以内可以改善血糖[WMD = −1.36, 95% CI(−1.57, −1.16)];6 项异质性较低的研究(620 例患者)提示,太极拳锻炼 12 周以上可以降低舒张压[WMD = −7.58, 95% CI(−8.56, −6.60)];6 项异质性较低的研究(729 例患者)提示,太极拳锻炼 24 周以上可以降低收缩压[WMD = −8.80, 95% CI(−11.28, −6.32)]和舒张压[WMD = −4.63, 95% CI(−6.09, −3.16)]。

一项系统评价研究太极拳治疗原发性高血压的有效性和安全性。纳入 28 项 RCT[14],涉及 2 937 名患者。试验组为太极拳,对照组为降压药物、其他运动方式、健康教育或空白对照。Meta 分析结果表明,太极拳可降低收缩压[WMD = −14.78, 95% CI(−19.59, −9.98)],降低舒张压[WMD = −7.04, 95% CI(−9.08, −4.99)]。各研究之间存在较高异质性,进一步根据患者年龄、干预时长、干预频次、对照组设置等因素进行的亚组分析提示,与降压药相比的亚组中,太极拳对 50 岁以下高血压患者的收缩压和舒张压降低幅度更大,干预 12～24 周可显著降低收缩压和舒张压。采用 GRADE 系统评估证据的确定性,提示与健康教育/无干预措相比,太极拳改善舒张压效果的确定性为高,改善收缩压效果的确定性为低;与降压药相比,太极拳改善收缩压、舒张压效果的确定性为中等;与其他运动方式相比,太极拳改善收缩压、舒张压效果的确定性为极低和低。安全性方面,纳入研究中仅 2 项研究报告无不良事件,其他均未充分报道。

(三) 八段锦干预高血压是否安全、有效?

一项系统评价分析八段锦运动对高血压患者的干预效果,共纳入 13 个 RCT[15],885 例患者。Meta 分析结果表明,采用规律的八段锦运动干预,比仅采用常规药物治疗(护理)或空白对照,可降低收缩压[MD=−8.97, 95% CI(−12.76, −5.19)],舒张压[MD=−5.41, 95% CI(−7.85, −2.96)]。考虑在该研究中干预时间及干预措施可能是引起异质性偏高的原因,根据不同的干预时间进行亚组分析。干预 3 个月、6 个月观察组降低收缩压效果均优于对照组,干预 12 个月差异无统计学意义。干预 3 个月观察组降低舒张压效果差异无统计学意义,干预 6 个月、12 个月观察组降低舒张压效果优于对照组。

一项系统评价分析八段锦的降压效果[16]。纳入 26 项 RCT 和 2 项非 RCT,共计 2 121 例高血压患者(平均年龄 61.74±5.85 岁,收缩压=150.7±9.2 mmHg,舒张压=93.2±8.8 mmHg),试验组为八段锦,对照组为非运动非饮食对照。Meta 分析总体结果显示,可降低收缩压[MD=−9.3 mmHg, 95% CI(−1.73, −1.13)]和舒张压[MD=−6.3 mmHg, 95% CI(−1.51, −0.88)]。由于纳入研究之间异质性高,因此根据年龄进行亚组分析,老年组(≥60 岁)7 项试验对收缩压效果的同质性较好(I^2=0.0%),Meta 分析提示,八段锦与对照组相比,显著降低了收缩压[11.2 mmHg, SMD=−1.06, 95% CI(−1.24, −0.88)]。

一项系统评价分析八段锦干预高血压的效果,纳入 14 项 RCT[17],共 1 058 名患者。Meta 分析结果表明,与健康教育相比,八段锦可降低收缩压[MD=−8.52 mmHg, 95% CI(−10.65, −6.40)],舒张压[MD=−4.65 mmHg,

95% CI(−6.55，−2.74)]。各项研究存在较高的偏倚风险,且异质性较高,可能原因在于八段锦的类型(坐式、自编或传统八段锦)、试验持续时间(从4周到1年)、年龄、高血压持续时间以及患者的高血压水平等因素造成的临床异质性[18]。采用GRADE系统评估证据的确定性,认为从八段锦对高血压病患者心血管发病和死亡的终点事件发生率的影响来看,其降低收缩压、舒张压的疗效是中间替代指标,因此相关研究证据的确定性为极低。

(四) 放松功干预高血压是否安全、有效?

一项RCT研究探讨放松功对高血压合并失眠患者血压变异性的影响[18]。将58例高血压失眠患者随机分为对照组和观察组。对照组采用社区高血压规范管理治疗方案。试验组在社区高血压规范管理治疗方案之外,加用每周5～7次放松功静坐。结果,干预3个月后观察组24 h平均收缩压标准差、24 h舒张压标准差均低于对照组,差异有统计学意义($P<0.05$)。治疗后两组睡眠量表评分均低于干预前,观察组评分低于对照组,差异有统计学意义($P<0.05$)。

一项RCT研究观察三线放松功辅助治疗原发性高血压的疗效[19],将89例原发性高血压患者随机分为对照组($n=45$,常规降压治疗)和试验组($n=44$,加以三线放松功,每天2遍,每遍15分钟),3个月后结果显示,试验组诊室舒张压、自测收缩压、晨峰血压均低于练习前,且低于对照组($P<0.05$)。

(五) 其他功法的长期随访证据

一项队列研究将306例高血压患者随机分为气功组154例和对照组152例[20]。气功组练习气功加规律服用小剂量降压药,对照组仅规律服用小剂量降压药。25～30年随访发现,气功组血压稳定率为86.56%,对照组血压稳定率为68.87%,气功组疗效较佳。25～30年随访期间气功组总病死率22.73%明显低于对照组40.79%。进一步分析发现气功组脑卒中发生率为18.83%,病死率为14.29%,而对照组则分别达33.55%和28.95%,气功组明显低于对照组

（$P<0.01$）。结果提示气功锻炼与预防脑卒中和改善高血压预后可能有相关性。

一项队列研究将 204 例高血压患者随机分为气功组（$n=104$）和对照组（$n=100$），气功组练习气功加规律服用小剂量降压药，对照组仅规律服用小剂量降压药[21]。20 年系统随访观察结果显示，气功组疗效稳定在 85%～90.20%，累计总病死率 17.31%，脑卒中病死率 11.54%，对照组疗效仅维持在 66.67%～69.07%，累计总病死率 32%，脑卒中病死率 23%，提示气功有稳定血压、预防脑卒中、改善预后的功效。

（六）不同功法种类干预高血压的疗效比较

一项网状 Meta 分析比较太极拳、八段锦和五禽戏三种中医功法与降压药物联合使用对原发性高血压患者的疗效[22]。共纳入了 30 项 RCT，2 160 例患者，对照组均为降压药物，其中 16 项干预组为太极拳加降压药，11 项干预组为八段锦加降压药，3 项干预组为五禽戏加降压药。结果表明，与单纯药物干预相比，太极拳加降压药和八段锦加降压药在调节收缩压、舒张压和内皮素水平方面均有显著疗效。在三种功法中，太极拳可能是降低收缩压的最佳辅助疗法 [WMD$=12.42$ mmHg，95% CI（-15.29，-9.55）]。

另一项网状 Meta 分析比较太极拳、八段锦、五禽戏和易筋经对原发性高血压的治疗效果，与上述研究结果并不完全一致[23]。共纳入 45 项 RCT，涉及 3 864 名患者。干预组为四种功法之一，对照组不使用运动干预。结果表明，易筋经在降低收缩压[MD$=-14.27$，95% CI（-20.53，-8.08）]和舒张压 [MD$=-7.77$，95% CI（-12.19，-3.33）]方面效果最佳。数据分析显示，这几种功法的疗效排名先后次序为易筋经、太极拳、五禽戏、八段锦。

［小结］

中医功法干预高血压临床证据数量较多。研究表明，太极拳、八段锦、放松功、易筋经等功法都可以降低患者收缩压和舒张压,且具有一定远期疗效。部分研究提示,中医功法可以改善高血压与心血管疾病的高危因素。但是这些临床证据的质量普遍偏低,对临床疗效的证据整合得不到较高确定性的结论。研究中发现证据之间异质性较高,可能的原因包括:中医功法种类较多,同一种功法存在各种版本差异;单次练习时间、练习频次和练习总时长各有不同,教授功法的老师对动作要求不一;研究对象的地区、年龄、性别构成、具体病情等有所差异等。

临床研究对具体功法的应用上,多集中于太极拳、八段锦、五禽戏等成熟的中医功法,对于其他功法种类研究较少。近年来,放松功的临床研究初步提示其降压的近期疗效,有待进一步高质量的大样本 RCT 研究。有些中医功法已开展长期随访或队列研究,为后续临床研究提供重要参考,若能继续开展相关高质量研究,或可形成较高确定性的结论。

虽然目前国外权威机构的相关高血压指南对中医功法的推荐较为有限,对高血压患者练习中医功法的功法选择、锻炼时长、锻炼频次、锻炼要求也尚缺乏循证推荐意见,但已有部分指导性文件提出了中医功法在不同人群高血压管理中的应用。《中国高血压健康管理规范(2019)》中提出在健康人群与高血压易患人群的血压管理中,需保证每周适量的运动,而运动锻炼方案中,太极拳、气功可作为有氧运动或神经肌肉控制练习的锻炼内容,尤其推荐老年人每周 2~3 次、每日 20~30 分钟的神经肌肉控制练习;在高血压患者血压管理的生活方式干预中,可因人制宜地选择气功进行辨证练功,并提出太极拳防治高血压疗效显著,尤其适合高血压 1 级、2 级患者及高血压合并冠心病患者[24]。关于锻炼时长,从当前研究证据来看,中医功法的降压效果随着锻炼总时长增加而增加,要取得临床疗效可能需要 3~6 个月的练习时长。

在安全性方面,目前报道还不充分,仅个别研究统计了不良事件与副作用,因此尚不能得出确切结论。

(陈唯依)

参考文献

［１］World Heart Report 2023：Confronting the World's Number One Killer［R］. Geneva，Switzerland：World Heart Federation，2023.

［２］中国心血管健康与疾病报告编写组.中国心血管健康与疾病报告 2022 概要[J].中国循环杂志,2023,38(06)：583 - 612.

［３］World Health Organization：Hypertension［EB/OL］. https：//www. who. int/news-room/fact-sheets/detail/hypertension.

［４］马丽媛,王增武,樊静,等.《中国心血管健康与疾病报告 2021》关于中国高血压流行和防治现状[J].中国全科医学,2022,25(30)：3715 - 3720.

［５］中华中医药学会新血管病分会.高血压中医诊疗专家共识[J].中国实验方剂学杂志,2019,25(15)：217 - 221.

［６］国家心血管病中心国家基本公共卫生服务项目基层高血压管理办公室,国家基层高血压管理专家委员会.国家基层高血压防治管理指南 2020 版[J].中国循环杂志,2021,36(03)：209 - 220.

［７］NIU J F，ZHAO X F，HU H T，et al. Should Acupuncture，Biofeedback，Massage，Qi Gong，Relaxation Therapy，Device-Guided Breathing，Yoga and Tai Chi be Used to Reduce Blood Pressure：Recommendations Based on High-Quality Systematic Reviews［J］. Complement Ther Med，2019，42：322 - 331.

［８］DONG X，SHI Z，DING M，et al. The Effects of Qigong for Hypertension：A Meta-Analysis of Randomized Controlled Trials［J］. Evid Based Complement Alternat Med，2021，2021：5622631.

［９］JIN X，PAN B，WU H，et al. The Effects of Traditional Chinese Exercise on Hypertension：A Systematic Review and Meta-Analysis of Randomized Controlled Trials［J］. Medicine（Baltimore），2019，98(3)：e14049.

［10］LIU D，YI L，SHENG M，et al. The Efficacy of Tai Chi and Qigong Exercises on Blood Pressure and Blood Levels of Nitric Oxide and Endothelin-1 in Patients with Essential Hypertension：A Systematic Review and Meta-Analysis of Randomized Controlled Trials［J］. Evid Based Complement Alternat Med，2020，2020：3267971.

［11］WANG T D，CHIANG C E，CHAO T H，et al. 2022 Guidelines of the Taiwan Society of Cardiology and the Taiwan Hypertension Society for the Management of Hypertension［J］. Acta Cardiol Sin，2022，38(3)：225 - 325.

［12］GUAN Y，HAO Y，GUAN Y，et al. Effects of Tai Chi on Essential Hypertension and Related Risk Factors：A Meta-Analysis of Randomized Controlled Trials［J］. J Rehabil Med，2020，52(5)：jrm00057.

［13］LIANG H，LUO S，CHEN X，et al. Effects of Tai Chi Exercise on Cardiovascular Disease Risk Factors and Quality of Life in Adults With Essential Hypertension：A Meta-Analysis［J］. Heart Lung，2020，49(4)：353 - 363.

［14］ZHONG D，LI J，YANG H，et al. Tai Chi for Essential Hypertension：A Systematic Review of

Randomized Controlled Trials [J]. Curr Hypertens Rep, 2020, 22(3)：25.

[15] 陈祖森,郑丽维,杨晨晨,等.八段锦运动对高血压患者干预效果的 Meta 分析[J].解放军护理杂志,2018,35(10)：1-8.

[16] MA Z, LEI H, TIAN K, et al. Baduanjin Exercise in The Treatment of Hypertension：A Systematic Review and Meta-Analysis [J]. Front Cardiovasc Med, 2022, 9：936018.

[17] SHAO B Y, ZHANG X T, VERNOOIJ R, et al. The Effectiveness of Baduanjin Exercise for Hypertension：A Systematic Review and Meta-Analysis of Randomized Controlled Trials [J]. BMC Complement Med Ther, 2020, 20(1)：304.

[18] 张铭,林庆,刘丹,等.放松功对高血压合并失眠患者血压变异性的影响[J].北京中医药,2020,39(06)：625-628.

[19] 许峰,陈昌乐,胡敏,等.三线放松功辅助治疗原发性高血压的疗效观察[J].广西医学,2017,39(06)：846-848.

[20] 王崇行,徐定海,钱岳晟,等.气功防治高血压远期疗效的对比观察——306 例患者 25～30 年随访[J].上海第二医科大学学报,1991(02)：93-96.

[21] 邝安堃,王崇行,徐定海,等.气功治疗高血压病 204 例 20 年疗效、预后对照观察和有关机理探讨[J].中西医结合杂志,1986(01)：9-12.

[22] DAI L, JIANG Y, WANG P, et al. Effects of Three Traditional Chinese Fitness Exercises Combined with Antihypertensive Drugs on Patients with Essential Hypertension：A Systematic Review and Network Meta-Analysis of Randomized Controlled Trials [J]. Evid Based Complement Alternat Med, 2021,2021：2570472.

[23] LI L, YANG M, SONG J, et al. Network Meta-Analysis of the Antihypertensive Effect of Traditional Chinese Exercises on Patients with Essential Hypertension [J]. J Healthc Eng, 2022, 2022：9419037.

[24] 国家心血管病中心,中国医学科学院阜外医院.中国高血压健康管理规范(2019)[M].北京：人民卫生出版社,2019：23,33,60.

第二节
冠状动脉粥样硬化性心脏病

冠状动脉粥样硬化性心脏病是冠状动脉血管发生动脉粥样硬化病变而引起血管腔狭窄或阻塞,造成心肌缺血、缺氧或坏死而导致的心脏病,通常简称为"冠心病",也称缺血性心脏病。自 2000 年以来,全球冠心病导致的死亡人数增加最多,2019 年增加了 200 多万人,达到 890 万人[1]。根据《中国卫生健康统计年鉴

2021》，2020 年中国城市居民冠心病病死率为 126.91/10 万，农村为 135.88/10 万；2020 年冠心病病死率延续 2012 年以来的上升趋势，农村地区上升明显，至 2016 年已超过城市水平。2002—2020 年心肌梗死病死率总体呈上升态势[2]。

WHO 将冠心病分为 5 大类：隐匿型或无症状性冠心病、心绞痛、心肌梗死、缺血性心肌病和猝死。临床中常常分为稳定性冠心病和急性冠状动脉综合征。冠心病与年龄、高血压、吸烟、血脂异常、糖尿病、肥胖等因素有关，由于我国居民中不健康饮食、身体活动不足和吸烟等不良生活方式流行，冠心病已成为城乡居民致残、致死的主要原因之一，造成了巨大的医疗经济负担。

冠心病的防治与康复方案包括药物、运动、心理、戒烟限酒、营养康复等。运动作为冠心病心脏康复的重要组成部分，可提高心肺功能、改善血管内皮功能、延缓动脉粥样硬化发展进程、减少心肌重塑、降低血栓栓塞风险、改善心肌缺血、降低猝死风险。《美国心脏协会指南：慢性冠状动脉疾病患者的管理（2023）》中指出，对于无禁忌证的冠心病患者，建议采用运动疗法，如中等强度有氧运动≥150 分钟/周或较高强度有氧运动≥75 分钟/周，以提高功能能力和生活质量，降低入院率和病死率[3]。中华医学会《稳定性冠心病诊断与治疗指南（2018）》也建议所有稳定期冠心病患者在日常锻炼强度基础上，每周至少 5 日进行 30～60 分钟中等强度的有氧锻炼，以增强心肺功能。建议所有患者根据体育锻炼史和运动试验情况进行风险评估来指导治疗和改善预后[4]。

近年来，各种中医功法在稳定期冠心病、心肌梗死后康复方面的应用已受到研究者关注。本章节通过临床研究证据检索与评价，纳入国内外相关临床指南与专家共识 4 篇、系统评价 6 篇进行总结。

中医功法干预冠心病的证据总结

（一）中医功法干预稳定期冠心病是否安全、有效？

《冠心病稳定型心绞痛中医诊疗指南（2019）》[5]和《老年冠心病慢病管理指

南》[6]（2023）提出，太极拳、八段锦等可以帮助患者恢复生理、心理和社会功能状态，提高患者生活质量（弱推荐）。

　　一项系统评价探讨中医功法干预冠心病稳定型心绞痛患者的疗效与安全，共纳入 9 个随机对照试验（RCT）共计 709 例患者[7]。干预措施包括常规西医治疗＋太极拳、八段锦或六字诀，对照措施为常规西医治疗。Meta 分析结果显示，中医功法联合常规西医治疗组能显著提高患者氧脉搏（VO$_2$/HR）[SMD＝0.59，95％ CI(0.10，1.09)]，降低低密度脂蛋白（LDL）[SMD＝－0.97，95％ CI(－1.76，－0.18)]与甘油三酯（TG）[SMD＝－0.32，95％ CI(－0.59，－0.04)]，减少心绞痛发作次数[SMD＝－1.23，95％ CI(－2.16，－0.30)]与持续时间[SMD＝－1.04，95％ CI(－1.44，－0.63)]，提高西雅图心绞痛量表心绞痛发作频率评分（SAQ－AF）[SMD＝0.64，95％ CI(0.43，0.86)]，但各项研究在大多数结局指标上都存在较高异质性，只有 TG、SAQ－AF、心绞痛发作持续时间三个指标上异质性较低。在安全性评价上，有 1 个 RCT 报告了 50 例老年稳定性心绞痛患者在杨氏 24 式太极拳锻炼 6 个月后，血管事件发生率（包括心源性死亡、再发急性心梗及需血运重建者）低于对照组（$P<0.01$），未提及中医功法练习中其他不良反应或不良事件。

　　一项系统评价研究八段锦对冠心病患者焦虑、抑郁及心绞痛发作频率的影响，纳入 RCT 文献共 14 篇，涉及 1 330 例冠心病患者[8]。对照组采用常规基础药物治疗，治疗组采用八段锦＋常规基础药物治疗。Meta 分析结果显示，治疗组治疗后西雅图心绞痛量表（SAQ）心绞痛发作频率评分高于对照组[MD＝8.03，95％ CI(6.85，9.21)]，焦虑自评量表（SAS）评分[MD＝－6.44，95％ CI(－8.75，－4.13)]、抑郁自评量表（SDS）评分[MD＝－5.25，95％ CI(－7.10，－3.40)]低于对照组，其中 SAQ 心绞痛发作频率评分结果的异质性较低，其他两项则存在较高异质性。

　　一项系统评价研究以太极拳为基础的心脏康复对冠心病患者有氧耐力、社会心理健康和降低心血管疾病风险的影响[9]，纳入 13 项研究，包括 2 项 RCT

和 11 项半随机对照试验(CCT),共计 972 名受试者。Meta 分析结果表明,以太极拳为主的干预组与其他运动或常规护理对照组相比,太极拳组在有氧耐力方面均有显著改善[SMD=1.12,95% CI(0.58,1.66)]。与对照组相比,太极组的焦虑水平[SMD=9.28,95% CI(17.46,1.10)]和抑郁水平[SMD=9.42,95% CI(13.59,5.26)]也明显降低,生活质量明显提高[SMD=0.73,95% CI(0.39,1.08)],但各研究之间存在较高异质性;而其中 2 项 CCT(111 例患者)报告了太极拳对冠心病危险因素血脂的影响,提示太极拳可以降低高密度脂蛋白胆固醇(HDL-C)[SMD=9.28,95% CI(17.46,1.10)]和抑郁水平[SMD=9.42,95% CI(13.59,5.26)],异质性较低。

(二)中医功法干预急性冠脉综合征后期康复是否安全、有效?

一项系统评价评估八段锦在冠心病经皮冠状动脉介入治疗(PCI)术后患者中的应用效果[10],纳入 8 篇 RCT 文献,共 696 例患者,对照组采用常规治疗和护理或步行运动,八段锦组在对照组基础上加用八段锦。Meta 分析结果显示,八段锦能降低冠心病 PCI 术后患者血压[WMD=−11.26,95% CI(−15.95,−6.57)],提高左心射血分数(LVEF)[WMD=3.85,95% CI(2.41,5.29)]和每搏输出量[WMD=7.25,95% CI(4.68,9.82)],改善患者冠心病西雅图心绞痛量表(SAQ)中心绞痛稳定程度评分[WMD=12.22,95% CI(10.98,13.46)],冠心病中西医结合量表中社会维度评分[WMD=1.09,95% CI(0.49,1.70)],焦虑自评量表(SAS)评分[WMD=−6.10,95% CI(−7.24,−4.96)],各研究之间异质性较低。

一项系统评价评估太极拳对心肌梗死患者的疗效[11],纳入 7 项 RCT,615 名患者。太极拳组包括 294 名患者,对照组包括 261 名患者。Meta 分析结果显示,太极拳对 6 分钟步行距离有显著影响[SMD=1.30,95% CI(0.50,2.11),]和 LVEF[SMD=1,95% CI(0.43,1.57)]的结果有明显影响。此外,太极拳对生活质量、末端脑钠肽前体(Pro-BNP)和 SF-36 生活质量量表均有积极影响,各研究之间存在中到高度异质性[11]。

　　一项系统评价评估太极拳对心肌梗死患者的疗效和安全性[12],共纳入 7 项 RCT,包括 591 例患者(分为太极拳组和对照组)。Meta 分析结果显示,与对照组相比,太极拳组的 LVEF 更高[MD=7.07,95% CI(2.54,11.60)],峰值摄氧量(VO_2Peak)更高[MD=4.00,95% CI(1.49,6.51)];生活质量量表 SF-36 评分升高[MD=23.88,95% CI(16.49,31.27)]、明尼苏达生活质量量表评分降低[MD=-12.88,95% CI(-17.51,-8.09)]。太极拳组的 6 分钟步行试验(6 MWT)距离长短略有改善[MD=91.92,95% CI(1.55,182.28)],但在 NT-proBNP[MD=-380.84,95% CI(-815.38,53.71)]方面,其差异不具有统计学意义。各项研究之间存在显著异质性,只在生活质量量表评分一项上异质性较低。在有安全性报告的研究中,未发生不良事件[12]。

［小结］

　　中医功法应用于冠心病的不同类型与时期,也有较多临床证据。研究显示,太极拳、八段锦等中医功法可以改善患者心绞痛症状,改善氧脉搏、血压、血脂、6 MWD、左心室射血分数等客观指标,还可以改善焦虑、抑郁情绪和生活质量。《稳定性冠心病中西医结合康复治疗专家共识》(2019)[13]中指出,太极拳可增加老年人身体的伸展性和柔韧性,可缩短改变或调整姿势所需要的时间,加强身体重心的控制与动态平衡能力,从而有效防止跌倒;太极拳可通过提高下肢肌力提高平衡及运动能力;太极拳可改善心脏的泵血功能、降低心肌耗氧量、改善心肺功能;在情绪调节方面也有较好作用。练习八段锦可增强老年人的心脏射血功能,提高心排血量和每搏输出量,并减低静息状态下的心肌耗氧量,改善血管弹性,对血压、血糖、血脂亦可产生积极的影响;八段锦又兼具调神、调心的特点,可改善睡眠、缓解不良情绪。《急性心肌梗死中西医结合诊疗指南》(2018)[14]中指出,八段锦、太极拳等运动量适中,可以改善患者生活质量,促进心脏康复。

但是这些临床证据质量总体不高,还存在原始研究样本量较小、观察指标差异较大、研究报告不充分等问题,从而在 Meta 分析中存在较为显著的异质性。另外,同一种功法存在各种版本差异,单次练习时间、练习频次和练习总时程各有不同,教授功法的老师对动作要求不一,研究对象的地区、年龄、性别构成有所差异等也是异质性高的可能原因。因此,当前证据对中医功法干预冠心病的近期疗效、远期疗效尚不能得出确定性结论。

安全性方面,仅有少部分研究报告了安全性,认为中医功法安全性良好。

在中医功法的具体功法选择上,目前证据主要集中于太极拳和八段锦,其他传统功法或个体化改编功法都有待更多研究的开展。尽管在冠心病中医或中西医诊疗指南中已建议患者进行八段锦或太极拳锻炼,但对锻炼时长、锻炼频次等具体方案尚缺乏推荐意见。

未来的研究,还需要进一步深入研究中医功法对冠心病的干预效果,优化研究设计与实施过程,开展 RCT 研究以阐明其临床疗效并评估干预方案。同时,还需进行长期随访或队列研究,以观察终点事件的发生率。需要确保研究过程和结果被充分和透明地报告。

(陈唯依)

参考文献

[1] World Health Organization：The Top 10 Causes of Death［EB/OL］. https://www.who. int/news-room/fact-sheets/detail/the-top-10-causes-of-death.

[2] 国家卫生健康委员会.中国卫生健康统计年鉴 2021［M］.北京：中国协和医科大学出版社,2021.

[3] VIRANI S S, NEWBY L K, ARNOLD S V, et al. 2023 AHA/ACC/ACCP/ASPC/NLA/PCNA Guideline for the Management of Patients with Chronic Coronary Disease：A Report of the American Heart Association/American College of Cardiology Joint Committee on Clinical Practice Guidelines［J］. Circulation, 2023, 148(9)：e9 - e119.

[4] 中华医学会心血管病学分会介入心脏病学组,中华医学会心血管病学分会动脉粥样硬化与冠心病学组,中国医师协会心血管内科医师分会血栓防治专业委员会,等.稳定性冠心病诊断与治疗指南［J］.中华心血管病杂志,2018,46(9)：680 - 694.

[5] 中华中医药学会心血管病分会.冠心病稳定型心绞痛中医诊疗指南［J］.中医杂志,2019,60(21)：1880 -

1890.

[6] 王杨淦,梁芳.老年冠心病慢病管理指南[J].中西医结合研究,2023,15(01)：30-42.

[7] 张建伟,吕韶钧,吴岳,等.中医运动疗法干预冠心病稳定型心绞痛的疗效及安全性Meta分析[J].中国中医基础医学杂志,2020,26(07)：936-943.

[8] 罗乃搏,董波.八段锦对冠心病患者焦虑、抑郁及心绞痛发作频率影响的Meta分析[J].中西医结合心脑血管病杂志,2021,19(13)：2133-2137.

[9] LIU T, CHAN A W, LIU Y H, et al. Effects of Tai Chi-Based Cardiac Rehabilitation on Aerobic Endurance, Psychosocial Well-Being, and Cardiovascular Risk Reduction among Patients with Coronary Heart Disease: A Systematic Review and Meta-Analysis [J]. Eur J Cardiovasc Nurs, 2018, 17(4)：368-383.

[10] 徐聆,尹雨晴,陈燕.八段锦干预冠心病PCI术后患者疗效的Meta分析[J].中医药导报,2020,26(11)：150-155.

[11] WU B, DING Y, ZHONG B, et al. Intervention Treatment for Myocardial Infarction with Tai Chi: A Systematic Review and Meta-analysis [J]. Arch Phys Med Rehabil, 2020, 101(12)：2206-2218.

[12] 王晗,李文姣,翟静波,等.太极拳运动疗法改善心肌梗死患者心功能的Meta分析[J].中国循证心血管医学杂志,2020,12(11)：1296-1301.

[13] 中国中医药研究促进会中西医结合心血管病预防与康复专业委员会.稳定性冠心病中西医结合康复治疗专家共识[J].中西医结合心脑血管病杂志,2019,17(03)：321-329.

[14] 中国医师协会中西医结合医师分会,中国中西医结合学会心血管病专业委员会,中国中西医结合学会重症医学专业委员会,等.急性心肌梗死中西医结合诊疗指南[J].中国中西医结合杂志,2018,38(3)：272-284.

第三节
慢性心力衰竭

心力衰竭(heart failure，HF)是各种心脏结构或功能性疾病导致心室充盈和(或)射血功能受损,心排血量不能满足机体组织代谢需要,以肺循环和(或)体循环淤血,器官、组织血液灌注不足为临床表现的一组综合征,主要表现为呼吸困难、体力活动受限和体液潴留。根据心衰发生的时间、速度、严重程度可分为慢性心衰和急性心衰。本节主要论述慢性心衰的中医功法干预。

慢性心力衰竭(chronic heart failure，CHF)是心血管疾病的终末期表现和最主要的死因,据抽样调查,成人心衰患病率为 0.9%,推算目前我国约有 890 万心衰患者。随着年龄的增长,心衰患病率迅速增加,70 岁以上人群患病率更上升至 10% 以上。心力衰竭患者年病死率达 50%,严重心衰患者年病死率高达 50%,而年龄校正的心衰病死率亦呈上升趋势[1]。尽管心力衰竭治疗有了很大进展,心衰患者死亡数仍在不断增加。冠心病、高血压已成为 CHF 的最主要病因。

　　CHF 的治疗包括一般治疗、药物治疗和非药物治疗。一般治疗中,美国心脏病学会发布的《心力衰竭管理指南(2022)》[2]推荐能够参加运动训练(或定期体育锻炼)的心衰患者通过规律的运动锻炼以改善功能状态、运动表现和生活质量(强推荐)。近年来,中医功法应用于慢性心衰取得了较多成果,本节纳入国内外临床指南与专家共识 3 篇、系统评价 7 篇进行总结。

中医功法干预慢性心力衰竭的证据总结

(一) 中医功法干预慢性心力衰竭是否安全、有效?

　　《慢性心力衰竭中医诊疗指南(2022)》[3]中对于所有证型的患者,推荐在西医常规治疗基础上进行太极拳或八段锦锻炼(弱推荐,证据级别 C 级)。太极拳可改善射血分数降低性心衰(HFrEF)患者的生活质量,提高 6 分钟步行距离(6 MWD)、左室射血分数(LVEF),降低 BNP 水平;改善射血分数保留性心衰(HFpEF)患者的生活质量、NYHA 心功能分级,提高 6 MWD、LVEF,降低 BNP 水平。八段锦可改善 HFrEF 患者生活质量,提高 6 MWD、LVEF;降低 HFpEF 患者 BNP 水平。运动量为每天 1 次,每次 30～60 分钟,疗程至少 12 周;可根据个人耐受程度从低运动量开始,随疗程逐渐增加至常规运动量。

　　一项系统评价评估中医功法对 CHF 患者康复的影响[4],纳入 21 项随机对照试验(RCT),1 665 名 CHF 患者,试验组为单一功法干预(太极拳、八段锦、六字诀或易筋经),对照组为常规药物治疗与健康教育。Meta 分析结果提示,中医功法可以改善最大氧饱和度[MD＝2.14，95％ CI(1.02，3.26)]、无氧阈值[MD＝1.61，95％ CI(1.06，2.16)]以及 LVEF[MD＝2.60，95％ CI(1.17，4.02)]，并且改善 6 MWD[MD＝38.55，95％ CI(36.67，40.42)]、明尼苏达州心功能不全生命质量量表[MD＝5.52，95％ CI(3.17，7.88)]和乏力、气短、头面肢体肿胀、心悸等单项中医症状评分。然而，各研究之间大部分结局指标的都存在显著的异质性，只有在气短症状评分的改善上，有 3 项 RCT(236 例，八段锦、24式简化太极拳、易筋经)的异质性较低[MD＝0.44，95％ CI (0.26，0.62)]。

一项系统评价研究中医功法对 CHF 患者心肺功能、运动耐量的影响[5]，共纳入 16 项 RCT，慢性心衰患者 1 123 人，所纳入研究的干预时间 3 个月以上。试验组以太极拳、八段锦、易筋经等中医功法进行干预，对照组以常规护理、治疗或其他方式运动为主。Meta 分析显示，中医功法相比于常规治疗，对峰值摄氧量(VO$_2$peak)[MD＝1，95％ CI(0.56，1.45)]、LVEF[MD＝3.84，95％ CI (2.07，5.62)]、NT-proBNP[MD＝−1.35，95％ CI(−2.13，−0.58)]、6 MWD [MD＝1.92，95％ CI(1.29，2.55)]的影响更大，但各研究之间存在较大异质性。根据具体功法、干预时长进行亚组分析中，异质性较低的 RCT 合并效应量初步提示，太极拳干预可提高 CHF 患者的 VO2peak[MD＝1.47，95％ CI (1.12，1.83)]，中医功法对 CHF 患者 LVEF、NT-pro BNP 的影响随干预时间增加而增大，干预 3 个月以上的效应量达到最大。

(二) 太极拳干预慢性心力衰竭是否安全、有效？

一项系统评价研究太极拳运动对 CHF 患者的益处[6]，纳入 6 项临床试验(5 项 RCT、1 项准试验)，229 名受试者。试验组采取太极拳治疗，对照组采取常规护理、有氧运动或健康教育。Meta 分析结果表明，与对照组相比，5 项同异质性较低的研究提示太极拳可以提高运动能力[6 MWT、ISWT，g＝0.353，95％ CI(0.041，0.664)]和生活质量[MLHFQ、VAS，g＝−0.617，95％ CI(−0.864，−0.370)]，4 项同异质性较低的研究提示太极拳可以减轻抑郁程度[g=−0.627，95% CI(−0.913，−0.341)]，降低 BNP[g=−0.333，95% CI (−0.333，−0.604)]。安全性方面，有 3 项研究报告了严重不良事件，但与太极拳干预无明显相关性，2 项研究报告没有发生严重的不良事件。

一项系统评价太极拳对老年心力衰竭患者心脏功能的影响及改善效果[7]，共纳入 10 篇中英文文献，共 734 例心力衰竭患者，对照组采用常规治疗，干预组在常规治疗的基础上联合太极拳。结果显示，老年心力衰竭患者通过太极拳锻炼可以有效降低 BNP 水平[MD=−10.91，95% CI(−13.36，−8.46)]，增加 6 MWD[MD=33.12，95% CI(22.79，43.45)]，提升 LVEF[MD=4.73，95% CI(0.64，8.82)]，降低 MLHFQ 评分[SMD=−1.06，95% CI(−1.30，−0.82)]。

（三）八段锦干预慢性心力衰竭是否安全、有效？

一项系统评价评估八段锦对心力衰竭患者生活质量（QOL）和运动能力的影响[8]，纳入 8 项 RCT，共 648 名患者，干预组中以八段锦为主要干预措施，对照组中同时接受主动干预（如骑自行车和步行）和非主动干预（如常规护理、标准护理、药物治疗）。Meta 分析结果显示，八段锦对 MLHFQ 评分有良好的改善作用[MD=−8.25，95% CI(−13.62，−2.89)]，可增加 6 MWD[MD=118.49，95% CI(52.57，184.41)]，但各项研究之间存在显著异质性。采用 GRADE 系统评估效应估计的确定性，由于各项研究在方法学上的偏倚风险、样本量不足、干预方法和结局指标的差异等原因，因此每个主要结局的证据等级为极低或低。

一项系统评价探究八段锦干预 CHF 患者康复疗效的影响[9]，纳入 14 篇 RCT，样本量 1 171 例，试验组在服用心衰西药、常规康复的基础上同时进行八段锦干预，对照组为常规康复治疗或结合心衰药物治疗。Meta 分析结果提示，八段锦干预 CHF 患者可以有效降低 NT‑ProBNP 水平[MD=−53.78，95% CI(−65.60，−41.96)]，提高 LVEF 水平[MD=2.29，95% CI(1.56，3.01)]，降低 MLHFQ 评分[MD=−6.01，95% CI(−6.73，−5.29)]，增加 6 MWD

[MD＝43.72，95％ CI(3.32，5.05)]。各项研究在大部分结局指标的效应估计上都存在显著异质性,只有在增加 6 MWD 的效果上异质性较低。

一项系统评价对八段锦锻炼治疗 CHF 患者的有效性进行研究[10]。共纳入 8 篇 RCT,共 656 例患者。对照组根据心力衰竭治疗指南进行西药常规治疗,试验组在对照组治疗基础上联合八段锦功法锻炼。Meta 分析结果显示,与对照组比较,联合八段锦治疗在 6 MWD[WMD＝102.8，95％ CI(70.76，134.83)]、MLFHQ 评分[WMD＝－10.77，95％ CI(－13.19，－8.34)]、LEVF[WMD＝3.62％；95％ CI(2.05，5.19)]上均有显著改善,可降低 BNP 水平[WMD＝－76.2，95％ CI(－103.52，－48.87)],但各项研究在这些结局指标上都存在显著异质性。安全性方面,1 项 RCT 提到试验组 1 例患者在进行八段锦功法锻炼时出现头晕、乏力不适症状,在休息后可缓解。

［小结］

现有证据提示,中医功法对于改善慢性心衰患者生理指标如 6 MWD、LVEF、BNP、NT-proBNP 有较为明确的作用,同时可以提升患者生活质量,改善伴随疾病的不良情绪等。美国心脏病学会在《心力衰竭管理中的补充和替代医学》[11]中提出,太极拳可提高生活质量,提高 6 MWD,降低 BNP,提升运动自我效能感,改善情绪,降低收缩压,NT－proBNP,改善躯体抑郁症状。《马来西亚临床实践指南:心力衰竭的管理》[12]中指出,太极拳可改善患者的 6 MWD、生活质量和 LVEF,但对再住院、心肌梗死和病死率等心血管疾病指标的影响尚不清楚。

总体而言,目前研究证据质量不高,纳入研究存在较高异质性,其原因可能在于心力衰竭患者的病情之间差异可能较大,临床上可能有多重原因导致慢性心衰,包括高血压、冠心病、心脏瓣膜病等。另外,同一种功法存在各种版本差异,单次练习时间、练习频次和练习总时程各有不同,教授功法的老师对动作要求不一,研究对象的地区、年龄、性别构成有所差异等也是异质性高的可能原因。安全性方面报道较少,无法得出结论。

对于中医功法干预慢性心衰的研究局限于八段锦、太极拳,对于其他种类功法研究较少。仅有一部国内相关指南对于锻炼的时长、时程提出了明确要求,同时,中医传统功法对于心衰患者的疾病预后影响尚不清楚。未来的研究应当进一步提升研究质量,扩大中医功法研究范围,细化功法锻炼要求,并在有条件的情况下加强远期疗效研究。

(陈唯依)

参考文献

[1] 中国心血管健康与疾病报告编写组.中国心血管健康与疾病报告 2022 概要[J].中国循环杂志,2023,38(06):583-612.

[2] HEIDENREICH, BOZKURT B, AGUILAR D, et al. 2022 AHA/ACC/HFSA Guideline for the Management of Heart Failure: A Report of the American College of Cardiology/American Heart Association Joint Committee on Clinical Practice Guidelines [J]. J Am Coll Cardiol, 2022, 79(17): e263-e421.

[3] 中华中医药学会慢性心力衰竭中医诊疗指南项目组.慢性心力衰竭中医诊疗指南(2022 年)[J].中医杂志,2023,64(7):743-756.

[4] DAI M, LUO Z, HU S, et al. Effects of Traditional Chinese Exercises on the Rehabilitation of Patients with Chronic Heart Failure: A Meta-Analysis [J]. Front Public Health, 2023, 11: 1139483.

[5] 宋宗惠,包信娟,李春梅,等.中医传统功法对慢性心衰患者心肺功能、运动耐量的 Meta 分析[J].中国疗养医学,2023,32(08):791-796.

[6] TAYLOR-PILIAE R, FINLEY. Benefits of Tai Chi Exercise among Adults with Chronic Heart Failure: A Systematic Review and Meta-Analysis [J]. J Cardiovasc Nurs, 2020, 35(5): 423-434.

[7] 荆海燕,陈玉兰.太极拳锻炼对老年心力衰竭患者疗效的 Meta 分析[J].中国老年保健医学,2023,21(04):72-76.

[8] YANG, XU Y, YE L, et al. Effects of Baduanjin Exercise on Quality-of-Life and Exercise Capacity in Patients with Heart Failure: A Systematic Review and Meta-Analysis [J]. Complement Ther Clin Pract, 2023, 50: 101675.

[9] 刘艳霞,冯丽丽,张浩天,等.八段锦干预慢性心力衰竭患者康复疗效的 Meta 分析[J].中国民族民间医药,2023,32(13):93-99.

[10] 李黔峰,李少洪,张伟,等.八段锦锻炼对慢性心力衰竭患者疗效的 Meta 分析[J].岭南急诊医学杂志,

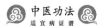

2022,27(06)：557 – 561.

[11] Chow SL, Bozkurt B, Baker WL, et al. Complementary and Alternative Medicines in the Management of Heart Failure：A Scientific Statement from the American Heart Association [J]. Circulation. 2023, 147(2)：e4 – e30.

[12] Clinical Practice Guidelines：Management of Heart Failure 2019 [M]. National Heart Association of Malaysia, 2019.

第三章　内分泌、营养或代谢疾病

内分泌、营养或代谢疾病是指由于内分泌腺或内分泌组织功能异常、营养摄入不均衡或代谢过程紊乱而引发的一系列疾病,是现代社会影响人类健康的重要疾病类别之一,常见的疾病包括糖尿病、肥胖症、甲状腺功能异常等。

据国际糖尿病联合会(IDF)发布的《2023 年全球糖尿病地图》(IDF Diabetes Atlas 2023)显示,糖尿病已成为全球性的重大公共卫生问题,2023 年全球糖尿病患者数量已超过 5.37 亿,预计还将持续增长。此外,营养过剩或缺乏以及代谢异常导致的疾病,如肥胖、高血脂、痛风等,也日益成为公众关注的焦点。

在中国,内分泌、营养和代谢疾病的发病率同样不容小觑。《中国居民营养与慢性病状况报告(2020)》[1]指出,中国成年人糖尿病患病率已达到 12.8%,而肥胖症、高脂血症等疾病的患病率也呈上升趋势。这些疾病不仅影响患者的生活质量,还可能导致严重的并发症,如心血管疾病、肾脏疾病等。

本章主要对目前中医功法防治糖尿病的临床研究证据进行总结和分析,探讨中医功法干预方法的安全性和临床疗效。

糖　尿　病

糖尿病是因胰岛素分泌障碍或胰岛素作用缺陷所导致的以持续高血糖为特征的慢性代谢障碍性疾病,可导致糖、脂肪、蛋白质的代谢紊乱[2]。有研究统计,目前全球糖尿病患者约占到全球成年人口的 10.5%,且患病人数仍在大幅增加,预计至 2030 年全球糖尿病患者将达到 6.43 亿,至 2045 年预计增加到

7.83 亿[3]。

　　在糖尿病的 3 种类型中,2 型糖尿病是最常见的糖尿病类型,超过 90% 的成年人糖尿病患者表现为 2 型糖尿病[4],而 1 型糖尿病在儿童中相对多见[5]。在糖尿病各项检测指标中,空腹血糖、糖化血红蛋白、餐后血糖等血糖指标是最重要的指标,其可以反映患者刻下和一段时间内的血糖控制情况;糖尿病常伴有血脂异常,故其他相关代谢指标如血清总胆固醇、甘油三酯、高密度脂蛋白、低密度脂蛋白等指标对于监测病情进展也具有重要意义[6]。

　　此外,有证据表明,糖尿病会导致血管并发症,从而显著增加心肌梗死、脑血管疾病、视网膜病变、糖尿病肾病的发生率,还会增加心血管疾病、肾脏疾病和癌症的死亡风险,从而给患者带来巨大的身心负担,导致患者的生活质量明显下降。此外,糖尿病还会增加抑郁症的发生率,有研究表明,糖尿病患者患抑郁症的风险是普通人的 2～3 倍。因此在临床诊疗过程中常通过生活质量量表和焦虑抑郁量表对患者的生活质量和心理健康进行关注和评价[2,5]。

　　糖尿病目前无法治愈,加强血糖控制是诊疗指南中对于糖尿病的主要策略[7]。然而有研究表明,强化血糖控制会增加低血糖的风险,且多重用药也会带来一定的副作用[8],越来越多的研究人员正在积极寻求安全有效的非药物疗法。美国糖尿病协会(ADA)指出,适当的中高强度运动可以预防和控制 2 型糖尿病,在降低血糖方面发挥积极作用[9]。

　　作为中华民族传统养生锻炼方法的中医功法是否适宜糖尿病患者?目前有临床研究提出太极拳、八段锦等中医功法可以有效改善血糖、糖化血红蛋白和血脂水平,还可以通过提高机体对胰岛素的敏感性、降低机体胰岛素抵抗指数来改善 2 型糖尿病患者的生活质量。《中国 2 型糖尿病防治指南(2020)》中提到太极拳是糖尿病适宜运动之一[10]。

　　本节通过临床研究证据检索与评价,最终纳入 10 篇系统评价,总结中医功法改善糖尿病各项指标的临床研究证据,帮助读者进一步了解其科学性、适用性、安全性和可行性。

中医功法干预糖尿病患者的证据总结

（一）中医功法是否有助于改善血糖相关指标？

一项系统评价纳入 18 项八段锦联合常规治疗干预糖尿病的随机对照试验（RCT）[11]，共 1 009 例患者。Meta 分析结果显示，与常规治疗相比，增加八段锦干预可以有效降低空腹血糖水平[MD＝－1.07，95％ CI（－1.26，－0.89）]（异质性较低）、餐后 2 小时血糖水平[MD＝－1.63，95％ CI（－2.13，－1.13）]（异质性中度），及糖化血红蛋白水平[SMD＝－0.89，95％ CI（－1.09，－0.69）]（异质性中度）。

除了中医功法对血糖水平的整体影响外，不少研究者还观察了不同时间、不同强度、不同对照的功法干预对血糖水平的影响。

1. 干预时长对血糖相关指标的影响

一项系统评价纳入 39 项中医运动（太极拳、八段锦和其他气功）干预糖尿病患者的 RCT 进行 Meta 分析[12]，共涉及 2 917 名患者。结果显示，干预强度、持续时间和频率存在很大的异质性，进一步对干预持续时间（即短期、中期和长期）进行亚组分析，结果提示，相较于对照组，试验组的空腹血糖水平在干预时间大于 3 个月时下降较为显著[MD＝－0.55，95％ CI（－0.70，－0.40）]，而糖化血红蛋白水平在干预时间达到 3 至 12 个月时下降可能较为显著[MD＝－0.78，95％ CI（－1.06，－0.50）]。但亚组分析中每个类别中纳入的研究数量相对较少，大部分组别依然存在无法解释的异质性。因此，运动剂量或持续时间在多大程度上影响运动诱导的血糖控制改善仍有待更多研究来阐明。

一项系统评价纳入 10 项八段锦干预糖尿病患者的 RCT 进行 Meta 分析[13]，共涉及 825 名患者，纳入研究的试验组为八段锦干预或在对照组基础上加用八段锦，对照组为常规治疗、其他运动锻炼或空白对照。结果显示，八段锦可以有效降低餐后 2 小时血糖水平[MD＝−1.06，95％ CI(−1.97，−0.16)]。在干预时间为 2～3 个月时，八段锦可以有助于改善空腹血糖水平[MD＝−0.65，95％ CI(−1.19，−0.11)]和糖化血红蛋白水平[MD＝−0.69，95％ CI(−1.05，−0.33)]；而当干预时间为 4～6 个月时，八段锦改善空腹血糖水平[MD＝−0.97，95％ CI(−1.44，−0.50)]和糖化血红蛋白水平[MD＝−0.91，95％ CI(−1.22，−0.60)]的效果更为显著。但是各研究在上述结局指标上都存在较大的异质性。

一项系统评价纳入 17 项太极拳治疗糖尿病的 RCT 进行 Meta 分析[14]。试验组太极拳干预方法有多种流派，包括 24 式、20 式、杨氏、陈氏、孙氏太极拳，及太极球等。综合分析结果显示，与对照组(常规糖尿病护理、有氧运动及等待治疗组)相比，太极拳可能有助于改善空腹血糖水平[SMD＝−0.54，95％ CI(−0.91，−0.16)]及糖化血红蛋白水平[SMD＝−0.68，95％ CI(−1.17，−0.19)]，但各研究之间异质性较高。进一步对干预方法、干预时间进行的亚组分析提示，与对照组相比，24 式及杨氏太极拳对空腹血糖、糖化血红蛋白的影响均无统计学差异，且存在较大异质性；其他流派太极拳锻炼 3 个月以上对糖化血红蛋白水平的降低效应有统计学意义[SMD＝−0.90，95％ CI(−1.28，−0.52)]，但小于等于 3 个月的太极拳干预并未显著降低空腹血糖水平和糖化血红蛋白水平。这可能与各组样本量较小有关。

2. 干预强度对血糖相关指标的影响

一项系统评价纳入 24 项中医功法(太极拳、八段锦)干预糖尿病的 RCT 进行 Meta 分析[15]，并根据不同功法和不同干预强度进行亚组分析。结果提示，八段锦的练习强度上，1 项 RCT(60 例患者)显示每周不足 150 分钟的八段锦练习可降低空腹血糖[MD＝−0.70，95％ CI(−1.01，−0.39)]，但在糖化血红蛋白水平的影响上与对照组的差异无统计学意义；8 项异质性较低的 RCT(542 例患者)显示，每周大于 150 分钟的八段锦干预可更好地降低空腹血糖水平[MD＝−0.98，95％ CI(−1.94，−0.63)]和糖化血红蛋白水平[MD＝−0.79，

95% CI(-1.00，-0.57)]。太极拳的练习强度上，每周大于 150 分钟的练习可能降低空腹血糖[MD=-1.28，95% CI(-1.01，-0.39)]和糖化血红蛋白[MD=1.48，95% CI(-2.58，-0.39)]，但各项研究之间存在显著异质性。此项研究除了对太极拳和八段锦干预糖尿病作用进行系统分析以外，还观察了静功对糖化血红蛋白水平的改善作用。结果显示，和对照组(常规护理、无积极治疗以及假锻炼)相比，静功对糖化血红蛋白水平没有明显的改善作用[MD=-0.66，95% CI(-1.44，0.11)]，但纳入研究数量较少，未来需进一步研究。

3. 与不同对照组相比，中医功法对血糖相关指标的影响

一项系统评价纳入 27 项八段锦干预糖尿病的 RCT，并根据对照组的干预方法进行亚组分析[16]。结果显示，在改善空腹血糖方面，八段锦相较于常规护理/健康教育更有优势[SMD=0.53，95% CI(0.34，0.72)](异质性中度)，而与其他运动(有氧运动/走路)相比无显著差异[SMD=0.40，95% CI(-0.02，0.82)](异质性显著)。在改善糖化血红蛋白方面，八段锦干预效果优于常规护理/健康教育[SMD=0.58，95% CI(0.41，0.75)](异质性中度)和其他运动(有氧运动/走路)[SMD=0.47，95% CI(0.12，0.83)](异质性显著)。在改善餐后 2 小时血糖方面，八段锦相较于常规护理/健康教育更有优势[SMD=0.59，95% CI(0.20，0.99)](异质性中度)，而与其他运动(有氧运动/走路)相比无显著差异[SMD=35，95% CI(-0.07，0.78)](异质性中度)。

(二) 中医功法是否有助于改善糖尿病患者血脂相关指标？

一项系统评价纳入 18 项八段锦联合常规治疗干预糖尿病的 RCT[11]，Meta分析结果显示，相较于药物治疗、日常运动以及健康教育等常规治疗，增加八段锦锻炼可以降低总胆固醇水平[MD=-0.53，95% CI(-0.87，-0.19)]、降低甘油三酯水平[SMD=-0.80，95% CI(-1.29，-0.31)]、升高高密度脂蛋白[SMD=0.12，95% CI(0.09，0.15)]和降低低密度脂蛋白[SMD=-0.31，95% CI(-0.61，-0.01)]。但是各研究在上述大部分结局指标上都存在较大的异

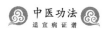

质性,只有在高密度脂蛋白上,纳入分析的 9 项 RCT(569 例患者)异质性较低。

一项系统评价对 39 项中医功法(太极拳、八段锦和其他气功)干预糖尿病患者的 RCT 进行 Meta 分析[12],结果显示,小于三个月的中医功法(太极拳、八段锦和其他气功)可显著改善低密度脂蛋白水平[MD=−0.23, 95% CI(−0.41,−0.06)]。中医功法对改善总胆固醇、甘油三酯、高密度脂蛋白等其他血脂水平指标可能有效,但结果异质性较高,需更多的研究来进一步探索。

一项系统评价对 10 项八段锦干预糖尿病患者的 RCT 进行 Meta 分析[13],结果显示,八段锦干预可有效改善总胆固醇水平[MD=−0.50, 95% CI(−0.80,−0.20)]、甘油三酯水平[MD=−0.55, 95% CI(−1.04,−0.06)]、高密度脂蛋白水平[MD=0.17, 95% CI(−0.02, 0.33)],但对低密度脂蛋白水平无明显改善。各研究在上述结局指标上都存在较大的异质性。

一项系统评价纳入 17 项太极拳干预糖尿病的 RCT[14],Meta 分析结果显示,和对照组(常规糖尿病护理、有氧运动及等待治疗组)相比,太极拳干预可以显著降低总胆固醇水平[SMD=−0.35, 95% CI(−0.54,−0.16)](异质性中度)和甘油三酯水平[SMD=−0.19, 95% CI(−0.31,−0.07)](异质性中度),但对高密度脂蛋白水平和低密度脂蛋白水平改善效果不显著。

(三) 中医功法是否有助于改善糖尿病患者生活质量?

糖尿病作为常见的慢性疾病,常会导致多种并发症,从而对患者的生活质量造成极大的影响。随着社会的发展,糖尿病患者的生活质量也逐渐受到重视,现有研究多通过 36 条目简明健康量表(SF‐36)、WHO 生存质量量表(WHOQOL‐100)、糖尿病生存质量特异性量表(DSQL)、欧洲生活质量五维量表(EQ‐5D)观察中医功法对糖尿病患者生活质量的影响。

一项系统评价 24 项中医功法干预糖尿病的 RCT 进行 Meta 分析[15],并观察太极拳和八段锦干预对糖尿病患者生活质量的影响。结果显示,与对照组(常规护理、无积极治疗以及假锻炼)相比,八段锦干预对糖尿病患者生活质量量表中心理、生理、社会功能的评分均无明显影响（2 项 RCT，114 例患者，低到中度异质性），而每周至少 150 分钟的太极拳练习可以改善生活质量中生理与心理状态部分的评分[MD=5.92，95％ CI(0.68，11.16)]（4 项 RCT，189 例患者，中度异质性）。

一项系统评价纳入 27 项八段锦干预糖尿病 RCT 进行 Meta 分析[16]，并根据对照组的干预方法进行亚组分析。结果显示，7 项 RCT（360 例患者）以常规护理、健康教育为对照组，八段锦对生活质量中生理状态评分和心理状态评分[SMD=1.06，95％ CI(0.40，1.73)；SMD=0.69，95％ CI(0.33，1.04)]的改善作用有统计学意义，但各研究之间存在中度到显著的异质性。3 项 RCT（76 例患者）以其他有氧运动为对照组，八段锦对心理状态评分[SMD=0.84，95％ CI(0.21，1.47)]的改善作用有统计学意义，且各研究之间的异质性较低，同时对生理状态评分[SMD=0.94，95％ CI(0.02，1.87)]也有改善作用，但各研究存在显著异质性。

一项系统评价纳入 18 项太极拳干预糖尿病的临床研究（15 项 RCT，3 项准实验研究）进行 Meta 分析[17]，结果显示，太极拳干预可显著改善 SF－36 量表中生理机制（physical functioning，PF）、生理职能（role-physical function，RP）、躯体疼痛（body pain，BP）、一般健康状况（general health，GH）、活力（vitality，VT）、社会功能（social functioning，SF）、情感职能（role-emotional function，RE）和精神健康（mental health，MH）8 个维度所有分项分数：PF[MD=7.73，95％ CI(1.76，13.71)]，RP[MD=9.76，95％ CI(6.05，13.47)]，BP[MD=8.49，95％ CI(1.18，15.8)]，GH[MD=9.8，95％ CI(5.77，13.82)]，VT[MD=6.7，95％ CI(0.45，12.94)]，SF[MD=9.1，95％ CI(4.75，13.45)]，RE[MD=7.88，95％ CI(4.03，11.72)]，MH[MD=5.62，95％ CI(1.57，9.67)]。各研究在上述大部分结局指标上存在较大异质性，但在生理职能（RP）、情感职能（RE）上异质性较低。

(四) 中医功法是否有助于改善糖尿病患者心理健康?

焦虑、抑郁是 2 型糖尿病患者的常见症状之一,糖尿病患者发生心理健康问题的概率是普通人群的两倍,大约有 1/4 的糖尿病患者存在不同程度的心理健康问题,同时焦虑、抑郁有可能会进一步加重糖尿病病情。因此,及早发现和干预糖尿病患者的心理健康问题,有助于糖尿病的控制、降低并发症风险、提高患者的生活质量[18]。

一项系统评价纳入 27 项八段锦干预糖尿病的 RCT 进行分析[16],通过总结八段锦对总体幸福感量表(GWB)、世界卫生组织 5 项身心健康指标(WHO-5)、汉密尔顿抑郁量表(HAMD)、蒙哥马利抑郁量表(MADRS)、抑郁自评量表(SDS)、汉密尔顿焦虑量表(HAMA)和焦虑自评量表(SAS)等指标的影响,观察八段锦对 2 型糖尿病患者心理健康水平的影响。Meta 分析结果显示,与常规护理和其他有氧运动相比,八段锦可提高幸福感[SMD=0.96, 95% CI(0.57, 1.36)](2 项 RCT,122 例患者,异质性较低),改善抑郁症状[SMD=1.03, 95% CI(0.08, 1.97)](6 项 RCT,390 例患者,异质性显著)和焦虑症状[SMD=0.88, 95% CI(0.30, 1.46)](6 项 RCT,397 例患者,异质性显著)。

[小结]

运动疗法在糖尿病治疗中的作用逐渐受到重视,中医功法在糖尿病治疗中的应用也日益引起关注。已有的系统评价显示,足量、长期的功法锻炼可以帮助糖尿病患者改善血糖水平和血脂水平,同时提升糖尿病人群的生活质量和心理健康。但证据质量仍有待进一步提高。

回溯各项系统评价纳入的 RCT,国内研究居多,功法干预多应用于 50 岁以上、病程时间较长的糖尿病人群。研究所关注的功法主要为八段锦、太极拳,对照设计上多用加载对照,结局指标上以血糖、血脂的实验室检查,及生活质量、心理健康相关量表为主,观察中医功法对糖尿病患者的临床疗效。在系统评价和 Meta 分析中，所纳入的各项 RCT 在功法干预的频率、干预时长、干预强度方面均存在较大差异，即使进行亚组分析，结果仍存在较高的异质性。此外，此类研究实施盲法较为困难，无法完全控制安慰剂效应，难以判断疗效的特异性和非特异性。在具体功法的选择上，还缺乏不同功法干预糖尿病的疗效对比。因此，中医功法的具体实践方案尚未形成推荐意见。

未来需要通过开展大样本、多中心、高质量的随机对照试验来进一步验证中医功法对糖尿病的干预效果，并需要更多中医功法在糖尿病患者中应用的安全性评估，为未来进一步推广中医功法在糖尿病治疗中的应用提供高质量的证据。

（韩榕）

参考文献

[1] 国家卫生健康委员会.中国居民营养与慢性病状况报告（2020 年）[J].营养学报,2020,42(06)：521.

[2] DeFronzo RA，Ferrannini E，Groop L，et al. Type 2 Diabetes Mellitus [J]. Nat Rev Dis Primers，2015，23(1)：15019.

[3] Kumar A，Gangwar R，Zargar AA，et al. Prevalence of Diabetes in India：A Review of IDF Diabetes Atlas 10th Edition [J]. Curr Diabetes Rev，2024，20(1)：e130423215752.

[4] Zimmet P，Alberti KG，Magliano DJ，et al. Diabetes Mellitus Statistics on Prevalence and Mortality：Facts and Fallacies [J]. Nat Rev Endocrinol，2016，12(10)：616 - 22.

[5] Barnett R. Type 1 Diabetes [J]. Lancet，2018，391(10117)：195.

[6] Xinzheng W，Fanyuan J，Xiaodong W. The Effects of Tai Chi on Glucose and Lipid Metabolism in Patients with Diabetes Mellitus：A Meta-Analysis [J]. Complement Ther Med，2022，71：102871.

[7] Koc EM，Aksoy H，Ayhan Başer D，et al. Quality Assessment of Clinical Practice Guidelines for Management of Type 2 Diabetes Mellitus：Assessment of Type 2 Diabetes Mellitus Guidelines [J]. Diabetes Res Clin Pract，2019，152：119 - 124.

[8] Rodriguez-Gutierrez R，Gonzalez-Gonzalez JG，Zuñiga-Hernandez JA，et al. Benefits and Harms of Intensive Glycemic Control in Patients with Type 2 Diabetes [J]. BMJ，2019，367：l5887.

[9] American Diabetes Association Professional Practice Committee. Glycemic Targets：Standards of Medical Care in Diabetes-2022 [J]. Diabetes Care，2022，45(Suppl 1)：S83 - S96.

[10] 中华医学会糖尿病学分会.中国 2 型糖尿病防治指南（2020 年版）（上）[J].中国实用内科杂志,2021,41(08)：668 - 695.

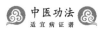

［11］王梅杰,廖春满,张正媚,等.八段锦对 2 型糖尿病患者血糖血脂水平等辅助治疗效果影响的 Meta 分析［J］.北京中医药,2021,40(02)：179－184.

［12］Song G，Chen C，Zhang J，et al. Association of Traditional Chinese Exercises With Glycemic Responses In People With Type 2 Diabetes：A Systematic Review And Meta-Analysis Of Randomized Controlled Trials［J］. J Sport Health Sci，2018，7(4)：442－452.

［13］俞婷婷,俞晓莲,曾林森,等.八段锦对糖尿病患者干预效果的系统评价［J］.中国循证医学杂志,2014,14(03)：341－348.

［14］Xia TW，Yang Y，Li WH，et al. Different Training Durations and Styles of Tai Chi for Glucose Control in Patients with Type 2 Diabetes：A Systematic Review and Meta-Analysis of Controlled Trials［J］. BMC Complement Altern Med，2019，19(1)：63.

［15］Yu X，Chau JPC，Huo L. The Effectiveness of Traditional Chinese Medicine-Based Lifestyle Interventions on Biomedical，Psychosocial，and Behavioral Outcomes in Individuals with Type 2 Diabetes：A Systematic Review with Meta-Analysis［J］. Int J Nurs Stud，2018，80：165－180.

［16］Kong L，Ren J，Fang S，et al. Effects of Traditional Chinese Mind-Body Exercise-Baduanjin for Type 2 Diabetes on Psychological Well-Being：A Systematic Review and Meta-Analysis［J］. Front Public Health，2022，10：923411.

［17］Qin J，Chen Y，Guo S，et al. Effect of Tai Chi on Quality of Life，Body Mass Index，and Waist-Hip Ratio in Patients with Type 2 Diabetes Mellitus：A Systematic Review and Meta-Analysis［J］. Front Endocrinol (Lausanne)，2020，11：543627.

［18］中华医学会糖尿病学分会.中国 2 型糖尿病防治指南(2020 年版)(下)［J］.中国实用内科杂志,2021,41(09)：757－784.

第四章　呼吸系统疾病

呼吸系统疾病是造成全球居民死亡的四大慢性非传染性疾病之一,是全球第三大死亡原因,据 WHO 及全球疾病负担报道,每年全球因慢性呼吸系统疾病死亡的人数超过 300 万,2017 年高达 391 万,占全因死亡总数的 7.1%,主要包括慢性阻塞性肺疾病(COPD)、尘肺病、支气管哮喘、间质性肺疾病、肺结节和肺动脉高压等[1-3]。呼吸系统疾病的病因复杂,除烟草烟雾外,其他风险因素包括空气污染、职业暴露于灰尘、烟雾或化学品,以及儿童期下呼吸道感染等,呼吸系统疾病无法治愈,鼓励采用改善呼吸急促和促进气道扩张的疗法来提高患者的生活质量[1]。

本章主要对目前中医功法治疗 COPD 的研究证据进行总结和分析,探讨中医功法治疗呼吸系统疾病的安全性和临床疗效。

慢性阻塞性肺疾病

慢性阻塞性肺疾病(COPD)是慢性呼吸系统疾病最常见的死因,是多种呼吸系统疾病的最终转归,2017 年全球 COPD 死亡数占比为 5.7%,2019 年造成全球 323 万人死亡,造成的疾病负担高达 6 400 万伤残调整寿命年(DALYs),由于人口老龄化和空气污染控制,这一比例可能在未来几十年急剧增加,据 WHO 估计,2060 年死于 COPD 及相关疾病的患者数将超过每年 540 万[2,4-6]。据相关统计调查,我国 COPD 患者高达 1 亿人,20 岁及以上人群 COPD 患病率为 8.6%,40 岁及以上人群为 13.6%,每年约有 100 万人死亡[7,8]。一项疾病负担研究现状分析表明,在因病致贫的群体中,COPD 由于巨大的医疗花销位居首位[9]。

COPD 是一种异质性肺部状态，以慢性呼吸道症状（呼吸困难、咳嗽、咳痰）为特征，是由于气道异常（支气管炎，细支气管炎）和（或）肺泡异常（肺气肿）导致的持续性（常为进展性）气流阻塞[10]。肺功能测定是诊断 COPD 的金标准，吸入支气管扩张剂后 1 秒用力呼气量（FEV1）/用力肺活量（FVC）＜0.7 即可确诊 COPD。COPD 临床分为稳定期和急性加重期，依据肺功能（FEV1％ Pred）评估气流受限的严重程度，分为 GOLD1－4 级（Ⅰ级：FEV1％ Pred≥80％；Ⅱ级：50％≤FEV1％ Pred＜80％；Ⅲ级：30％≤FEV1％ Pred＜50％；Ⅳ级：FEV1％ Pred＜30％ 或 FEV1％ Pred＜50％且伴有慢性呼吸衰竭）。80％COPD 患者至少患有一种合并症，主要包括心血管疾病、代谢综合征、糖尿病、焦虑抑郁和骨质疏松症等[11、12]。据估计，只有 1/3～1/2 的慢性气道阻塞患者被正式诊断为 COPD，而导致 COPD 不良预后和病死率显著的主要原因就在于缺乏早期诊断[13]，2022 修订版全球 COPD 防治倡议（GOLD）增加了"早期COPD"及"COPD 前期"的定义，旨在推进对 COPD 的早期干预[14]。

药物治疗 COPD 虽然可以改善症状，但不能阻止肺功能长期衰减的趋势。肺康复是目前主要的非药物治疗手段，根据美国胸科学会和欧洲呼吸学会提出的定义，肺康复是在全面整体评估患者后所进行的综合性干预措施，主要包括识别患者的目标、个体化的护理需求、吸烟现状、合并症、营养状况、健康素养和运动耐力等，其中运动康复是治疗核心[15-17]。中医认为 COPD 与肺胀高度相关，对于肺胀的治疗，《诸病源候论》推崇功法养生且辨证施功，咳逆、上气为肺胀的主要临床表现，《诸病源候论·上气候》强调呼吸吐纳并记载操作明确、形式多样的气功方法，以便推荐和指导[18]。

目前国内已发布多部 COPD 相关指南，其中单列章节推荐中医功法。《慢性阻塞性肺疾病诊治指南（2021 年修订版）》[19]、《中国老年慢性阻塞性肺疾病临床诊治实践指南（2020）》[20]、《国际中医临床实践指南：慢性阻塞性肺疾病（2020）》[21]均提到太极拳、八段锦等传统功法对 COPD 患者有益。同时还有多部循证指南给出证据评价与推荐意见（详见下文）。

本节通过临床研究证据检索与评价,现对纳入的 3 部循证指南、6 篇代表性的中医功法治疗 COPD 稳定期的系统评价(SR)和 1 篇中医功法治疗 COPD 急性加重期(AECOPD)的随机对照试验(RCT)内容进行总结,帮助读者了解其科学性、适用性、安全性和可行性。

一、中医功法干预 COPD 稳定期证据总结

(一) 中医功法干预 COPD 稳定期是否安全、有效?

《慢性阻塞性肺疾病中医肺康复临床应用指南(2021)》[22]推荐对 COPD 患者在常规治疗基础上,合理使用太极拳(强推荐,中等证据)、八段锦(强推荐,低级别证据)、六字诀(弱推荐,极低级别证据)、五禽戏(弱推荐,极低级别证据)、易筋经(弱推荐,极低级别证据)等传统功法,并对干预时间、干预频次、运动强度提出干预方案细节(表 11)。

＊ 表 11   慢性阻塞性肺疾病中医肺康复临床应用指南(2021)-中医肺康复技术 ＊

功法类型	习练频率	习练强度	持续时间	禁　忌　证	证据推荐强度
太极拳	3～5 次/周	据个体身体状态	\	年龄偏大、肺功能较差、运动能力低下或有严重下肢关节疾病。	强推荐;中级别证据
八段锦	3～5 次/周	据个体身体状态	\	对于肺功能较差或肢体活动明显受限的患者,可尝试坐位八段锦。	强推荐;低级别证据
六字诀	3～5 次/周	\	\	建议肺功能较差或慢阻肺合并肺大泡的患者慎用。	弱推荐;低级别证据
五禽戏	3～5 次/周	\	\	肺功能较差、年龄偏大、有严重下肢关节疾病的患者需谨慎。	弱推荐;低级别证据

续　表

功法类型	习练频率	习练强度	持续时间	禁忌证	证据推荐强度
易筋经	3～5次/周	据个体身体状态	\	肺功能较差、年龄偏大、运动能力较低下或有严重下肢关节疾病的患者慎用。	弱推荐;低级别证据
呼吸导引术	3～5次/周	据个体身体状态	\	肺功能较差、年龄偏大、有严重下肢关节疾病的患者需慎用,若半卧床患者但肺功能情况尚可,可指导坐位锻炼。	弱推荐;低级别证据

《慢性阻塞性肺疾病中医康复指南(2020)》[23]提出简化太极拳、八段锦、六字诀适用于 COPD 稳定期患者,针对不同结局指标改善情况给出不同证据级别及推荐强度,并对干预周期、干预时间、干预频次做出推荐(表 12)。

✳ 表12　慢性阻塞性肺疾病中医康复指南(2020)-中医康复技术 ✳

功法类型	习练频率	习练强度	持续时间	禁忌证	证据推荐强度
太极拳(24式)	5～7次/周	\	60分钟/次	\	6 MWD:强推荐;中级别证据 FEV1:弱推荐;中级别证据
八段锦	4次/周	\	30分钟/次	\	6 MWD、SGRQ:强推荐;低级别证据 FEV1、FEV1%、FVC:弱推荐;低级别证据
六字诀	5次/周	\	6遍/字 30分钟/次	\	6 MWD、FEV1%:弱推荐;低级别证据 SGRQ:强推荐;低级别证据 CAT、mMRC:强推荐;极低级别证据

《慢性阻塞性肺疾病临床康复循证实践指南(2021)》[24]建议稳定期 COPD 患者进行五禽戏、太极拳、八段锦等来提升患者生活质量(弱推荐,低级别证据)。

一项系统评价[25]纳入 42 项中医功法(太极拳、五禽戏、六字诀、八段锦、易筋经、其他气功)治疗 COPD 稳定期的随机对照试验(RCT),共计 3 299 例患者。Meta 分析提示,相较于常规疗法(常规健康指导、常规药物治疗、其他疗法等),中医功法联合常规疗法可改善临床有效率[$RR=1.201(1.046,1.378)$,$I^2=0\%$]、肺功能[FEV1:$SMD=0.587(0.489,0.675)$,$I^2=85.1\%$;FEV1%:$SMD=0.481(0.398,0.565)$,$I^2=81.4\%$;FEV1/FVC:$SMD=0.397(0.314,0.480)$,$I^2=78\%$;FVC:$SMD=0.346(0.225,0.466)$,$I^2=34.4\%$]、运动耐力[6 MWD:$SMD=0.956(0.859,1.053)$,$I^2=87.9\%$]、生存质量[CAT 评分:$SMD=-0.410(-0.532,-0.289)$,$I^2=77.9\%$;mMRC 评分:$RR=0.93(0.78,1.10)$,$I^2=14\%$],并减少 COPD 加重、住院次数[$RR=0.701(0.566,0.867)$,$I^2=0\%$]。对异质性较高的文献依据中医功法类型进行亚组分析,显示除八段锦和太极拳外,其他功法各研究间异质性明显降低,提示八段锦和太极拳对 COPD 的研究效果仍需多中心、大样本量、随机对照双盲的高质量研究试验的支撑。亚组分析结果提示,相较于常规疗法,易筋经联合常规疗法可改善 FEV1[$SMD=0.943(0.612,1.275)$,$I^2=10.2\%$]、FEV1%[$SMD=0.825(0.498,1.152)$,$I^2=0\%$]、6 MWD[$SMD=0.439(0.120,0.757)$,$I^2=40.6\%$]、CAT[$SMD=-0.402(-0.776,-0.027)$,$I^2=0\%$];五禽戏联合常规疗法可改善 FEV1[$SMD=0.813(0.435,1.191)$,$I^2=35.4\%$]、FEV1%[$SMD=1.111(0.722,1.501)$,$I^2=0\%$]、FEV1/FVC[$SMD=1.3(0.901,1.7)$,$I^2=0\%$]、6 MWD[$SMD=2.770(2.258,3.282)$,$I^2=44.1\%$]、CAT[$SMD=-0.402(-0.776,-0.027)$,$I^2=0\%$];六字诀联合常规疗法可改善 6 MWD[$SMD=0.546(0.183,0.909)$,$I^2=0\%$];八段锦联合常规疗法可改善 FVC[$SMD=0.346(0.209,0.484)$,$I^2=34.9\%$]。而六字诀组联合常规疗法在 FEV1[$SMD=-0.061(-0.392,0.271)$,$I^2=0\%$]、FEV1%[$SMD=-0.271(-0.780,0.237)$,$I^2=0\%$]、FEV1/FVC[$SMD=0.151(-0.182,0.483)$,$I^2=0\%$]差异无统计学意义。

一项系统评价[26]纳入 10 项健身气功治疗稳定期 COPD 的 RCT,共计 993 例患者,Meta 分析结果提示,与常规治疗(药物治疗、健康指导、步行等)相比,在常规治疗基础上习练健身气功(八段锦、易筋经、六字诀)6 个月以上,COPD 稳定期患者的运动耐力[6 MWD:MD$=$30.57(19.61, 41.53), $I^2=90\%$]、肺功能[FEV1:MD$=$0.32(0.09, 0.56), $I^2=90\%$;FEV1%:MD$=$6.04(2.58, 9.5), $I^2=61\%$;FEV1/FVC:MD$=$2.66(1.32, 2.26), $I^2=47\%$]、生活质量[MFTE:MD$=$0.88(0.78, 0.99), $I^2=0\%$;CAT:MD$=-$5.54($-$9.49, $-$1.59), $I^2=84\%$;SF-36 总体健康:MD$=$5.22(3.65, 6.80), $I^2=42\%$]均有改善,但在 SF-36 心理健康指标方面[MD$=-$1.21($-$2.75, 0.33), $I^2=15\%$]无统计学意义。考虑到各研究之间在大部分结局指标上存在的较高异质性,根据中医功法不同类型进行亚组分析后,异质性明显降低,只有易筋经在 FEV1%[MD$=$8.76(2.49, 15.03), $I^2=75\%$]方面的异质性并无明显变化,提示异质性来源可能为易筋经功法研究。亚组分析结果提示,相较于常规疗法,八段锦联合常规疗法可改善 6 MWD[MD$=$43.51(37.88, 49.13), $I^2=0\%$]、FEV1[MD$=$0.25(0.14, 0.36), $I^2=0\%$]、FEV1/FVC[MD$=$4.32(1.95, 6.68), $I^2=0\%$]、FEV1%[MD$=$6.48(2.77, 10.19), $I^2=0\%$];易筋经联合常规疗法可改善 6 MWD[MD$=$31.05(26.96, 35.14), $I^2=0\%$]、FEV1[MD$=$0.59(0.38, 0.80), $I^2=45\%$]、FEV1/FVC[MD$=$4.39(1.84, 6.93), $I^2=0\%$];六字诀联合常规疗法可改善 6 MWD[MD$=$10.6(5.22, 15.98),1 项 RCT]。

一项系统评价[27]纳入 20 篇健身气功治疗稳定期 COPD 的 RCT,共计 1 664 例患者,Meta 分析结果显示,与基础治疗相比,健身气功(八段锦、六字诀、易筋经、健身气功养肺方)联合基础治疗可改善患者生活质量[CAT:MD$=-$4.18($-$5.52, $-$2.84), $I^2=6\%$]。根据治疗疗程不同进行亚组分析,结果显示,习练 3 个月可提高 COPD 稳定期患者运动耐力[6 MWD:MD$=$22.10(12.43, 31.78), $I^2=45\%$]、改善肺功能[FEV1%:MD$=$5.34(2.70, 7.98), $I^2=36\%$;FEV1/FVC:MD$=$4.49(1.66, 7.31), $I^2=66\%$];习练 6 个月可提高 COPD 稳定期患者运动耐力[6 MWD:MD$=$44.46(20.59, 68.34), $I^2=95\%$]、改善肺功

能[FEV1%：MD=5.35(2.58，8.12)，$I^2=86\%$]。治疗 3 个月后结局指标合并分析同质性较好，治疗 6 个月后结局指标合并分析存在异质性，且治疗 6 个月后两组 FEV1/FVC 水平之间差异无统计学意义，这可能与患者的年龄、疾病发展情况、病情轻重程度及治疗依从性有关，今后研究应该关注习练健身气功的治疗依从性。

（二）太极拳干预 COPD 稳定期是否安全、有效？

一项系统评价[28]比较太极拳与常规护理、呼吸锻炼和运动疗法对 COPD 稳定期患者的疗效，纳入 12 项 RCT，共涉及 811 例患者。Meta 分析结果提示，与常规护理相比，太极拳可提高运动耐力[6 MWD：MD=29.64(10.52，48.77)，$I^2=59\%$]，改善肺功能[FEV1：MD=0.11(0.02，0.20)，$I^2=0\%$]。但是在减轻呼吸困难水平（Borg、UCSD SOB、MMRC 评分）和改善生活质量（CRQ、SGRQ 评分）方面，太极拳与常规护理无统计学意义的差异。此外，目前研究数据还不足以评估太极拳对 COPD 患者最大运动耐力、平衡力和肌力的影响。与其他干预措施（呼吸锻炼、运动）相比，太极拳与这些干预措施的结合对 COPD 患者呼吸急促症状、运动耐力、肺功能、生活质量的改善并未提供额外的益处。在整个研究期间，没有太极拳不良事件的报道。GRADE 证据分级结果表明，极低到中等质量证据提示，太极拳相较于常规护理可有效提高 COPD 稳定期患者的运动耐力和肺功能，提示 COPD 患者习练太极拳是安全有效的。

（三）六字诀干预 COPD 稳定期是否安全、有效？

一项系统评价[29]纳入 14 项 RCT，共涉及 920 例患者，Meta 分析结果提示，六字诀或联合其他干预（常规药物或健康指导）与其他干预比较，可改善 COPD 患者的呼吸急促症状[MRC 或 mMRC 评分：MD=−0.73，(−1.13，−0.33)，$I^2=62\%$]、肺功能[FEV1：MD=0.23(0.07，0.38)，$I^2=83\%$；FEV1%：MD=7.59(2.92，12.26)，$I^2=97\%$；FEV1/FVC%：MD=06.81(3.22，10.4)，$I^2=$

95%]、运动耐力[6 MWD:MD＝17.78(7.97，27.58)，I^2＝0%]和生活质量
[CAT:MD＝－2.29(－3.27，－1.3)，I^2＝56%；SGRQ:MD＝－9.85(－13.13，
－6.56)，I^2＝63%；MRC:MD＝－0.73(－1.13，－0.33)，I^2＝62%]，但各研
究在大部分结局指标上存在较大异质性，只有在 6 分钟步行距离上异质性较
低。在亚组分析中，异质性并未消除，这可能是由于不同研究中患者的年龄、性
别比例和疾病严重程度的差异引起的。考虑到六字诀研究方法学的局限性和
安慰剂作用，以及各研究之间的明显异质性，上述结论仍需要设计精良的临床
研究予以验证。安全性方面，研究中无不良事件报告。

(四) 八段锦干预 COPD 稳定期是否安全、有效?

一项系统评价[30]纳入 12 篇 RCT，共涉及 1 245 例患者。Meta 分析结果提
示，八段锦联合常规护理与常规护理比较，肺功能[FEV1:MD＝0.25(0.12，
0.38)，I^2＝67%；FEV1%:MD＝6.71(4.25，9.18)，I^2＝68%；FVC:MD＝
0.16(0.01，0.31)，I^2＝42%；FEV1/FVC:MD＝4.90(2.43，7.38)，I^2＝71%]
和生活质量[CAT:MD＝－1.84(－3.50，－0.19)，I^2＝78%]的改善有统计学
意义。通过亚组分析和敏感性分析寻找研究间差异性来源，FEV1 和 FEV1%
在去除某单一研究后，异质性明显降低。FEV1/FVC%和 CAT 并未发现差异
性，可能是由于各研究方法学质量上存在一定偏倚。

(五) 不同功法对 COPD 稳定期哪些方面的改善更有优势?

一项网状 Meta 分析[25]纳入 42 项传统功法(太极拳、五禽戏、六字诀、八段
锦、易筋经、气功)治疗 COPD 稳定期的 RCT，共计 3 299 例患者，对 FEV1、
FEV1/FVC、6 MWD 3 个结局指标进行统计分析。由于几种干预措施之间不
存在闭合环，故不需要进行一致性检验。在改善 FEV1 方面，疗效排序为易筋
经联合常规西医治疗(SUCRA＝91.4)＞五禽戏联合常规西医治疗(SUCRA＝
68.2)＞常规活动联合常规西医治疗(SUCRA＝66.7)＞八段锦联合常规西医治

疗(SUCRA=60.9)＞太极拳联合常规西医治疗(SUCRA=41.6)＞常规活动(SUCRA=36.9)＞六字诀联合常规西医治疗(SUCRA=19.0)＞常规西医治疗(SUCRA=15.3)；在改善 FEV1/FVC 方面，排序为五禽戏联合常规西医治疗(SUCRA=97.6)＞易筋经联合常规西医治疗(SUCRA=65.4)＞八段锦联合常规西医治疗(SUCRA=59.5)＞六字诀联合常规西医治疗(SUCRA=59.3)＞太极拳联合常规西医治疗(SUCRA=42.5)＞气功联合常规西医治疗(SUCRA=35.9)＞常规西医治疗(SUCRA=31)＞常规活动(SUCRA=8.7)；在改善6 MWD方面，五禽戏＋常规西医治疗(SUCRA=95.5)＞六字诀＋常规西医治疗(SUCRA=73.9)＞太极拳＋常规西医治疗(SUCRA=63.7)＞气功＋常规西医治疗(SUCRA=59.6)＞八段锦＋常规西医治疗(SUCRA=56.1)＞常规活动＋常规西医治疗(SUCRA=45.1)＞常规活动(SUCRA=25.9)＞易筋经＋常规西医治疗(SUCRA=19.1)＞常规西医治疗(SUCRA=11.2)。网状 Meta 分析表明，传统运动疗法中五禽戏在提高患者运动耐力、改善肺功能方面疗效最佳的可能性最大，易筋经次之。医护人员可据自身临床经验、患者意愿与需求选用恰当的功法习练方式从而达到对本病的防治作用。

二、中医功法干预 COPD 急性加重期证据总结

一项 RCT[31]将 80 例 AECOPD 无创通气患者随机分为常规治疗组(包括药物治疗、戒烟和生活指导，N=40)和坐卧六字诀＋常规治疗组(N=40)，以肺部感染控制窗为切换点，试验组进行持续 3 个月、每天早晚各 1 次、每次 30 分钟、运动强度规定为最大心率 60%～80%的坐卧六字诀习练，比较两组干预前后肺功能、6 MWD、mMRC 和 SGRQ，以及干预后 6 个月内的住院时间、无创通气时间、急性加重的频率。最终经过 9 个月的试验周期，共 70 例(87.5%)AECOPD 患者完成该研究并被纳入分析。结果显示，坐卧六字诀习练患者的肺功能、6 MWD、mMRC 评分、SGRQ 评分、血液 pH 值较干预前均有明显改

善;与对照组相比,坐卧六字诀组 FEV1％[63.45±21.38 VS 57.75±18.11, $P=0.037$]、6 MWD[393.45±68.58 VS 356.24±64.69, $P=0.013$]、mMRC 评分[2.17±0.78 VS 2.42±0.74, $P=0.012$]、SGRQ[症状:38.73±14.42 VS 59.78±20.31, $P<0.01$;日常生活影响:22.58±10.72 VS 30.63±15.52, $P<0.01$;活动能力:39.83±14.72 VS 49.26±18.12, $P<0.01$;总分:32.16±12.76 VS 44.26±17.18, $P<0.01$]、无创通气时间[7.28±2.10 VS 8.18±1.82, $P=0.041$]、6 个月内急性加重频率[0.23±0.09 VS 0.41±0.07, $P=0.035$]有显著性改善,差异有统计学意义。

[小结]

　　这些研究证据表明,在常规治疗基础上进行中医功法锻炼,可在一定程度上提高 COPD 稳定期患者的肺功能,提升运动耐力,改善生存质量。相关系统评价由于纳入研究数量较少,存在选择性偏倚和测量偏倚的可能性,研究部分结论存在难以解释的异质性,可能会影响到结论的强度。

　　中医功法干预 COPD 的类型和形式灵活多样,运动量难于掌握,这是导致研究间异质性较高的常见原因,给干预措施的规范化和可重复性带来困难,如六字诀有简化六字诀、强化六字诀、站式、坐式、卧式、水中环境习练等不同风格;八段锦有坐式八段锦、八段锦单一招式(两手托天理三焦)、两种招式(双手托天理三焦、左右开弓似射雕)等不同形式。未来的研究可将不同风格、不同流派、不同练功姿势的处方要素数据进一步细化和挖掘,通过临床研究进行深入、系统地探讨中医功法治疗稳定期 COPD 的临床实践与治疗效果。

　　中医功法的干预周期也有待进一步探究。一篇系统评价[26]结果显示健身气功干预 6 个月的干预效果优于 3 个月;有研究者[27]提出功法干预 COPD 的时间越长,干预效果越好;而 GOLD 全球倡议[14]表示肺康复时长通常 6~12 周为宜,额外时长可能不会带来收益的增加。未来的研究方面可能可以运用多因素系统分析法[32]对功法选择、持续时间、干预频率、干预周期等各要素及其组合进行对比,明确各因素的主次、交互关系,最终遴选出疗效确切且突出的中医导引针对 COPD 不同分期、不同分级、不同证型与症状的优势干预方案,为临床治疗所借鉴。

关于中医功法的安全性问题,未来的研究还需要关注不良事件的报告,包括心电图、肝肾功能的变化等客观指标。

当前的中医功法临床研究主要集中于 COPD 稳定期的疗效评价,对于急性加重期的干预性研究较少。研究表明,肺康复可以减少 COPD 患者急性加重后 4 周内的再住院风险和病死率[33、34],也有研究认为对 AECOPD 患者实施早期肺康复可能会危害患者健康[35],因此肺康复、中医功法在 AECOPD 阶段的干预效果仍有待研究。

此外,COPD 的早期诊治非常重要。中医功法的早期介入可能有助于降低或延缓 COPD 发病率,相关临床研究也有待开展。

综上所述,不同类型中医功法对 COPD 的干预作用仍需要开展高质量前瞻性临床试验明确定量的处方要素,确保其有效性、安全性和可行性,为 COPD 高危人群和不同阶段、不同分期、不同证型的 COPD 患者提供参考。

(韩璐)

参考文献

[1] Chronic Respiratory Diseases (Asthma, COPD) [EB/OL]. [2023 - 9 - 8] https://www.who.int/westernpacific/health-topics/chronic-respiratory-diseases.

[2] GBD Chronic ResPiratory Disease Collaborators. Prevalence and Attributable Health Burden of Chronic Respiratory Diseases,1990 - 2017: A Systematic Analysis for the Global Burden of Disease Study 2017 [J]. Lancet ResPir Med, 2020, 8(6): 585 - 596.

[3] Xie M, Liu X, Cao X, et al. Trends in Prevalence and Incidence of Chronic Respiratory Diseases from 1990 to 2017 [J]. ResPir Res, 2020, 21(1): 49.

[4] Chronic obstructive pulmonary disease (COPD) [EB/OL]. (2023 - 3 - 16) [2023 - 9 - 8] https://www.who.int/news-room/fact-sheets/detail/chronic-obstructive-pulmonary-disease-(copd).

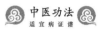

［5］GBD 2019 Diseases and Injuries Collaborators. Global Burden of 369 Diseases and Injuries in 204 Countries and Territories, 1990 - 2019: A Systematic Analysis for the Global Burden of Disease Study 2019 [J]. Lancet, 2020, 396(10258): 1204 - 1222.

［6］Ruvuna L, Sood A. EPidemiology of Chronic Obstructive Pulmonary Disease [J]. Clin Chest Med, 2020, 41(3): 315 - 327.

［7］Fang L, Gao P, Bao H, et al. Chronic Obstructive Pulmonary Disease in China: A Nationwide Prevalence Study [J]. Lancet ResPir Med, 2018, 6(6): 421 - 430.

［8］Zhu B, Wang Y, Ming J, et al. Disease Burden of COPD in China: A Systematic Review [J]. Int J Chron Obstruct Pulmon Dis, 2018, 13: 1353 - 1364.

［9］周文静,杨潇,李艳飞,等.疾病负担研究证据的现状分析[J].中国循证医学杂志,2019,19(11): 1317 - 1324.

［10］Global Strategy for the Diagnosis, Management and Prevention of Chronic Obstructive Pulmonary Disease 2022 Report [EB/OL]. (2021 - 11 - 15) [2022 - 11 - 29] https://goldcopd. org/2022-gold-reports/.

［11］Soriano JB. Global, Regional, and National Deaths, Prevalence, Disability-adjusted Life Years, and Years Lived with Disability for Chronic Obstructive Pulmonary Disease and Asthma, 1990 - 2015: A Systematic Analysis for the Global Burden of Disease Study 2015 [J]. Lancet ResPir Med, 2017, 5: 691 - 706.

［12］Corlateanu A, Covantev S, Mathioudakis A, et al. Prevalence and Burden of Comorbidities in Chronic Obstructive Pulmonary Disease [J]. ResPir Investig, 2016, 54: 387 - 396.

［13］Martinez CH, Mannino DM, Jaimes FA, et al. Undiagnosed Obstructive Lung Disease in the United States: Associated Factors and Long-term Mortality. Ann Am Thorac Soc, 2015, 12(12): 1788 - 1795.

［14］陈亚红.2022 年 GOLD 慢性阻塞性肺疾病诊断、治疗、管理及预防全球策略更新要点解读[J].中国全科医学,2022,25(11): 1294 - 1304＋1308.

［15］申永春,文富强. 2016 年慢性阻塞性肺疾病全球创议更新解读[J].中国实用内科杂志,2016,36(05): 382 - 384.

［16］Rochester C L, Vogiatzis I, Holland A E, et al. An Official American Thoracic Society/EuroPean ResPiratory Society Policy Statement: Enhancing ImPlementation, Use, and Delivery of Pulmonary Rehabilitation[J]. Am J ResPir Crit Care Med, 2015, 192(11): 1373 - 1386.

［17］SPRUIT M A, SINGH S J, GARVEY C, et al. An official American Thoracic Society/EuroPean ResPiratory Society statement: key concePts and advances in Pulmonary rehabilitation[J]. Am J ResPir Crit Care Med, 2013, 188(8): e13 - e64.

［18］彭晓鹏,张彦学,王晨琳等.巢元方《诸病源候论》中肺胀相关理论探析[J].云南中医中药杂志.2020.41 (04): 14 - 15.

［19］中华医学会呼吸病学分会慢性阻塞性肺疾病学组,中国医师协会呼吸医师分会慢性阻塞性肺疾病工作委员会.慢性阻塞性肺疾病诊治指南(2021 年修订版)[J].中华结核和呼吸杂志,2021,44(3): 170 - 205.

［20］中国老年医学学会呼吸病学分会慢性阻塞性肺疾病学组.中国老年慢性阻塞性肺疾病临床诊治实践指

南[J].中华结核和呼吸杂志,2020,43(02)：100 - 119.

[21] 李建生.国际中医临床实践指南慢性阻塞性肺疾病[J].世界中医药,2020,15(07)：1084 - 1092.

[22] 吴蕾,许银姬,林琳.慢性阻塞性肺疾病中医肺康复临床应用指南[J].中医杂志,2021,62(22)：2018 - 2024.

[23] 李建生.慢性阻塞性肺疾病中医康复指南[J].世界中医药,2020,15(23)：3710 - 3718.

[24] 魏莉莉,刘海.慢性阻塞性肺疾病临床康复循证实践指南[J].中国康复理论与实践,2021,27(1)：15 - 26.

[25] 邓岳潼.中医传统运动疗法干预 COPD(缓解期)网状 Meta 分析[D].辽宁中医药大学,2020.

[26] Tong H, Liu Y, Zhu Y, et al. The Therapeutic Effects of Qigong in Patients with Chronic Obstructive Pulmonary Disease in the Stable Stage：A Meta-analysis [J]. BMC ComPlement Altern Med, 2019, 19 (1)：239.

[27] 李际强,刘娜,云芯芯等.健身气功治疗慢性阻塞性肺疾病稳定期随机对照试验系统评价[J].辽宁中医药大学学报,2018,20(11)：5 - 9.

[28] NGAI SP, JONES AY, TAM WW. Tai Chi for Chronic Obstructive Pulmonary Disease (COPD) [J]. Cochrane Database Syst Rev, 2016, 7(6)：Cd009953.

[29] Xiao L, Duan H, Li P, et al. A Systematic Review and Meta Analysis of Liuzijue in Stable Patients with Chronic Obstructive Pulmonary Disease [J]. BMC ComPlement Med Ther, 2020, 20(1)：308.

[30] 陈燕华,肖璐,赵容,等.八段锦对稳定期慢性阻塞性肺疾病患者康复效果影响的 Meta 分析[J].中国康复医学杂志,2018,33(4)：451 - 456.

[31] Liao S, Wang F, Lin Q, et al.. Effect of Sitting and Lying Liuzijue Exercise for Pulmonary Rehabilitation in Acute Exacerbation of Chronic Obstructive Pulmonary Disease Patients with Non-invasive Ventilation：A Randomized Controlled Trial [J]. Ann Palliat Med, 2021, 10(9)：9914 - 9926.

[32] 余晓璐,牛家苑,范刚启.针刺治疗急性期偏头痛方案的初步优选[J].上海针灸杂志,2018,37(03)：272 - 276.

[33] Lindenauer PK, Stefan MS, Pekow PS, et al. Association Between Initiation of Pulmonary Rehabilitation After HosPitalization for COPD and 1-Year Survival Among Medicare Beneficiaries [J]. JAMA, 2020, 323：1813 - 1823.

[34] Nici L, Donner C, Wouters E, et al. American Thoracic Society/EuroPean ResPiratory Society Statement on Pulmonary Rehabilitation [J]. Am J ResPir Crit Care Med, 2006, 173(12)：1390 - 1413.

[35] Greening NJ, Williams JE, Hussain SF, et al. An Early Rehabilitation Intervention to Enhance Recovery During HosPital Admission for An Exacerbation of Chronic ResPiratory Disease：Randomised Controlled Trial [J]. BMJ, 2014, 349：g4315.

第五章　精神、行为或神经发育障碍

　　精神、行为与神经发育障碍是一类以个体的认知、情绪调节或行为方面出现显著临床紊乱为特征的综合征,反映了与精神和行为功能相关的心理、生物或发育过程中的功能障碍。其病因通常与个人、家庭、社会、教育或职业经历中的困扰或损害有关。根据《国际疾病分类》第十一次修订本(ICD-11),这些障碍包括神经发育障碍、精神分裂症、心境障碍、焦虑及恐惧相关障碍、物质使用和成瘾行为所致障碍、神经认知障碍等20多种。尽管关于这些综合征的全球负担统计数据有限,但WHO、各国公共卫生部门及最新研究报告显示,这类障碍对全球健康和经济带来了重大影响。

　　根据WHO的报告,2019年全球约9.7亿人患有精神障碍,即每8人中就有1人,其中抑郁障碍(约2.8亿)和焦虑障碍(约3.01亿)最为常见。2020年,受COVID-19大流行影响,抑郁障碍和焦虑障碍患者人数分别增加了28%和26%[1]。虽然精神障碍有一定的预防和治疗方案,但由于各种原因,大多数患者仍无法获得有效治疗,许多患者在治疗过程中还可能面临耻辱、歧视和人权侵犯。

　　本章将总结和分析中医功法在防治抑郁障碍和焦虑障碍的研究证据,探讨其在防治精神、行为与神经发育障碍方面的安全性和临床疗效。

第一节
抑　郁　障　碍

　　抑郁障碍是全世界最常见的精神卫生问题,也是全球疾病负担的主要原因之一[2,3]。WHO估计全球每年因抑郁和焦虑造成经济损失约达1万亿美元。

抑郁障碍已成为全球首要致残原因。中国社会经济高速发展,公众心理压力普遍增加,据黄悦勤教授 *Lancet Psychiatry* 报告数据,当前中国抑郁障碍终生患病率为 6.8%[4]。

抑郁障碍是一种以情绪低落、丧失愉悦感为主要特征,伴不同程度的认知、行为改变或自主神经症状,显著影响个体功能的精神障碍。抑郁障碍的严重程度一般可以分为阈值以下、轻度、中度和重度 4 个程度。抑郁障碍在阈值以下或早期轻度阶段往往不容易被识别,从而导致治疗时间延误。抑郁障碍可以单独发作,还可能与不同的心理、躯体疾病共病,使抑郁障碍的防治更加复杂。抑郁障碍的发生风险与年龄、性别也有一定关系,如老年人、青少年、女性,这部分患病人群除具有抑郁障碍的一般临床特征外,还具有其特征性症状和病理生理改变。因此在临床实践中还需对特殊人群予以关注。

目前关于抑郁障碍筛查的最佳时机相关证据很少[5]。已经被研究和实践证明的针对成人抑郁障碍的重要筛查和评估工具包括:汉密尔顿抑郁量表(HAMD)、宗氏抑郁自评量表(SDS)、蒙哥马利抑郁量表(MARDS)、贝克抑郁量表(BDI)、抑郁症筛查量表(PHQ-9)、流调中心抑郁量表(CES-D)、医院焦虑抑郁量表(HADS)、症状自评量表(SCL-90)、爱丁堡产后抑郁量表(EPDS)、老年抑郁量表(GDS-15)。如果抑郁障碍筛查结果呈阳性,再由精神专科医生结合临床症状、病史、家族史、社会史、精神状态检查、实验室评估等进行专业诊断。国际公认的两大诊断体系分别是世界卫生组织制定的《国际疾病与分类》(ICD)和美国精神医学学会出版的《精神障碍诊断与统计手册》(DSM)。

抑郁障碍的治疗手段比较有限。药物是现代医学的一线疗法,但是药物治疗存在瓶颈,至今仍未能解决,如不良反应多、疗效延迟、需长期服药、依从性不高、复发率高等。越来越多的医护人员和患者积极寻求有效、安全的非药物疗法。中医功法或许可以作为药物的补充疗法,整合到当前医疗卫生服务体系中。《美国国防部关于重度抑郁障碍管理的临床实践指南(2022)》推荐将太极拳、气功作为简单型重度抑郁障碍(uncomplicated major depression,UMMD)

的补充替代疗法,即作为心理疗法或药物疗法的辅助干预手段,或一线疗法不适用时的一种替代疗法[6]。美国东卡罗来纳大学布罗迪医学院精神病学和行为医学系主任 Sy Atezaz Saeed 教授在更新的一篇文献综述中,综合相关研究证据,认为太极拳和气功作为辅助疗法对抑郁症状有一定的改善作用,但现有研究结果尚不统一[7]。中国《抑郁症认知症状评估与干预专家共识(2020)》认为,太极拳等心身运动作为补充或替代疗法可能改善抑郁障碍患者的整体认知状况,但由于证据基础不够充分,因此未提供具体建议。《抑郁障碍中西医整合专家共识(2021)》在"抑郁障碍的预防与防复发建议"中,认为体育锻炼可有效缓解抑郁情绪,可作为阈下抑郁的一线方法[8,9]。2023 年的《抑郁症中西医结合诊疗指南》指出,早发现、早诊断、早治疗是预防抑郁障碍的关键,放松功、五禽戏、太极拳、八段锦等中医功法可以作为阈下抑郁的一线干预方法(共识建议)[10]。

本节通过临床研究证据检索与评价,最终纳入 1 份专家共识、1 份诊疗方案建议、9 项系统评价、4 项随机对照试验,总结中医功法单独干预或联合其他疗法干预抑郁障碍的临床研究证据,帮助读者了解其科学性、适用性、安全性和可行性。

一、中医功法干预抑郁障碍证据总结

(一)中医功法单独干预抑郁障碍是否安全、有效?

一项系统评价和网状 Meta 纳入 218 项 RCT(14 170 例患者)分析评价不同运动方式治疗抑郁症的临床疗效。网状 Meta 分析显示,与对阳性照(如常规护理、安慰剂片剂)相比,运动如步行/慢跑、瑜伽、力量训练、混合有氧运动以及太极拳/气功等均可以适度减轻抑郁。其中太极拳/气功(343 例患者)的改善效果为[$g=-0.42$, 95% CI(-0.65,-0.21)]。采用 CINeMA 线上工具评估每种治疗方法研究证据的确定性,步行或慢跑的证据级别为较低,而太极拳/气功及其他治疗的证据级别均为非常低[11]。

一项系统评价纳入气功（八段锦、太极拳、易筋经、郭林气功等）单独干预抑郁障碍和抑郁状态的 7 项 RCT，共计 277 例患者。Meta 分析结果表明，气功可改善抑郁量表评分（GDS、DASS - 21、BDI 等）[SMD＝－0.27，95％ CI(－0.44，－0.10)][12]。

一项系统评价纳入八段锦单独干预抑郁障碍和抑郁状态的 RCT10 项。Meta 分析结果提示，与对照措施（空白对照、认知行为疗法）相比，八段锦单独干预可改善抑郁量表评分：SDS[MD＝－4.16，95％ CI(－6.42，－1.90)]、SCL - 90 抑郁因子[MD＝－0.18，95％ CI(－0.27，－0.09)]、MARDS[MD＝－5.54，95％ CI(－10.57，－0.51)]、BDI[MD＝－3.27，95％ CI(－5.77，－0.76)]、PHQ - 9[MD＝－1.01，95％ CI(－1.84，－0.18)]。GRADE 证据分级结果表明，极低到中等质量证据提示，八段锦单独干预或联合对照措施干预抑郁症具有一定疗效，但受纳入研究质量与数量的限制，研究结论需更多高质量研究予以验证[13]。

一项系统评价评估不同类型运动在改善精神障碍疾病的有效性[14]，对 22 项身心运动 RCT 进行 Meta 分析（其中太极拳试验 5 项，瑜伽 17 项，对照措施包括常规护理、健康教育）。结果提示，单独身心运动干预对抑郁障碍量表评分（HAMD、BDI 和 CES - D）有显著改善作用[SMD＝0.78，95％ CI(0.46，1.11)]，干预时长对抑郁症状缓解有积极正向促进作用；所有纳入研究均未发现不良事件。

一项在美国开展的先导随机对照试验为探索单独太极拳干预重度抑郁障碍的有效性与安全性，将 67 例重度抑郁障碍患者（患者为美籍华人，能流利说普通话或广东话，近期未接受过抗抑郁药治疗、心理治疗及其他身心疗法）随机分入太极拳组、健康教育组和等待组[15]。太极拳训练主要教授杨氏太极拳，共 12 周，集体训练 2 次/周、60 分钟/次，鼓励家庭练习≥3 次/周；健康教育以课程授课和讨论为主，共 12 周，2 次/周、60 分钟/次；等待组不接受任何干预。主要结局指标为 HAMD 量表有效率和缓解率（该研究"有效"定义为 HAMD 评分从基线至最后一次评估,改善大于 50%;"缓解"定义为 HAMD 评分最后一次评估,小于 7 分)。12 周后三组 HAMD 有效率分别为 56%(太极拳组)、21%(健康教育组)、25%(等待组),太极拳组有效率显著高于健康教育组[OR=8.90,95% CI(1.17,67.70)]和等待组[OR=2.11,95% CI(1.01,4.46)];HAMD 缓解率分别为 50%(太极拳组)、21%(健康教育组)、10%(等待组),太极拳组缓解率优于健康教育组[OR=4.40,95% CI(0.78,24.17)]和等待组[OR=3.01,95% CI(1.25,7.10)]。干预结束后随访至 24 周,太极拳组的有效率[OR=2.51,95% CI(1.11,5.70)]和缓解率[OR=2.20,95% CI(1.04,4.67)]仍优于等待组,但与健康教育组相比,有效率[OR=2.26,95% CI(0.47,10.84)]和缓解率[OR=2.40,95% CI(0.53,10.85)]差异无统计学意义。

(二) 中医功法联合其他疗法干预抑郁障碍是否安全、有效?

一项系统评价纳入 7 项 RCT 分析气功和太极拳干预重度抑郁障碍患者的有效性[16]。其中 6 项 RCT 为气功/太极拳联合抗抑郁药治疗,1 项为太极拳单独干预。Meta 分析显示,与对照措施相比,药物治疗联合使用气功或太极拳可以有效增加缓解重度抑郁障碍患者的抑郁严重程度(HAMD、BDI 和 CES-D)[SMD=-0.64,95% CI(-0.92,-0.35)];动功[SMD=-0.62,95% CI(-0.96,-0.28)]和静功[SMD=-0.67,95% CI(-1.38,0.04)]均能改善抑郁症状,统计学上未发现两种功法对抑郁严重程度的缓解存在差异(P=0.90)。建议今后进一步研究动、静功结合对重度抑郁障碍的临床疗效。此外,研究者基于纳入的研究数据认为,动功较合适的干预周期、频次和时长分别为 12 周、2~3 次/周、45~60 分钟/次,静功为 2 周、1 次/天、50 分钟/次。

一项系统评价纳入 10 项 RCT 评估太极拳改善 790 名大学生抑郁症状的情况,并探讨太极拳的最佳干预"剂量"[17]。结果表明,与常规体育锻炼相比,太极拳可以有效改善大学生抑郁症状(SDS、SCL-90、BDI、DASS-21、CES-D 等)[SMD=-0.53,95% CI(-0.82,-0.23)]。但由于研究之间的干预强度、时间和频率存在一定的差异,导致异质性较大。进一步亚组分析提示,与太极拳单独干预相比,太极拳联合正念疗法干预效果更优[SMD＝－0.66,95％ CI(－1.02,－0.29)];太极拳最佳干预周期、频次和时长分别为 12 周以上[SMD＝－0.45,95％ CI(－0.66,－0.25)]、3 次/周[SMD＝－0.58,95％ CI(－0.81,－0.34)]、60 分钟/次[SMD＝－0.50,95％ CI(－0.7,－0.29)]。

二、中医功法干预特殊人群抑郁障碍的证据总结

(一) 慢性病合并抑郁障碍患者

《肿瘤相关抑郁中医诊疗专家共识(2023)》建议医生基于肿瘤患者具体情况,开具八段锦、太极拳、五禽戏等传统运动训练处方,以帮助患者调畅情绪、改善体能、促进疾病康复。运动训练可单独或联合其他疗法一起应用[18]。

《常见慢性躯体疾病共病抑郁障碍的规范化阶梯治疗选择指导建议(2022)》针对脑卒中、冠心病及 2 型糖尿病 3 种慢性病共病抑郁障碍提出,康复运动训练可作为补充疗法帮助改善抑郁障碍;推荐机体功能相对完善的患者日常保持规律的低强度有氧运动[19]。该建议基于一项 Meta 分析[20],分析纳入的体育锻炼措施包含 2 项太极拳[21,22]和 2 项气功[23,24]RCT 研究。

一项系统评价评估中医功法(太极拳、八段锦等)对慢性病患者(心脑血管疾病、肌肉骨骼疾病、慢性呼吸系统疾病、癌症和 2 型糖尿病)抑郁状态的影响[25],结果表明,中医功法可以有效缓解抑郁症状:短期干预(12 周内)改善 CES - D[SMD＝－0.86,95％ CI(－1.42,－0.31)]、SDS[SMD＝－0.6,95％ CI(－0.83,－0.36)]、BDI[SMD＝－0.15,95％ CI(－0.75,－0.44)]、POMS - D[SMD＝－1.64,95％ CI(－2.55,－0.73)]、HAMD[SMD＝－1.36,95％ CI(－1.97,－0.75)];中期干预(12 周至 52 周)改善 CES - D[SMD＝－0.41,95％ CI(－0.64,－0.18)]和 SCL - 90[SMD＝－0.7,95％ CI(－1.32,－0.08)]。

(二) 老年抑郁障碍患者

一项系统评价表明,老年抑郁障碍患者可以从身心运动(太极拳和八段锦)、有氧运动和抗阻运动的抗抑郁效果中获益,网状 Meta 分析纳入 15 项 RCT(共 596 例),提示三种运动中以太极拳和八段锦(4 项试验)改善抑郁障碍老年患者的效果最优($g=-0.87$, -1.38)[26]。

一项系统评价纳入 12 项 RCT(共 731 例)评价太极拳对中老年人抑郁症的疗效[27]。Meta 分析显示,太极拳能显著改善中老年人的抑郁状况[$SMD=-1.23$, 95% CI$(-1.60, -0.85)$]。

一项 Meta 分析(2 项 RCT,272 例患者)结果显示,太极拳联合其他疗法对轻度认知障碍和有认知功能下降风险老年患者的抑郁症状(康奈尔痴呆抑郁量表和 GDS-15)没有明显改善[$SMD=-0.01$, 95% CI$(-0.24, 0.26)$][28]。

一项在美国开展的为期 12 周的 RCT 评估太极拳联合标准抗抑郁药物治疗与健康教育(阳性对照)联合标准抗抑郁药物治疗对 178 例轻度抑郁障碍老年患者的疗效与安全性[29]。结果显示,两种方案都是安全的;太极拳联合标准抗抑郁药物治疗在 12 周和随访 24 周对 HAMD 和 GDS-15 有改善作用($P<0.01$),与对照方案相比差异无统计学意义($P>0.05$)。

中国台湾开展一项关于八段锦干预老年慢性病患者抑郁症状的 RCT[30]。从养老院招募的 30 例老年患者随机分入八段锦组和认知训练对组,干预 12 周,集体训练 2 次/周,干预前、干预后和 1 个月随访时以 PHQ 抑郁自评量表评估抑郁情况。结果显示,老年患者的抑郁症状在八段锦组的改善在不同时间点均优于认知训练对组($P<0.01$)。

(三) 青少年抑郁障碍患者

一项在中国开展的针对 64 例青少年(16~19 岁)阈下抑郁的 RCT 表明,在相同的干预周期、频次和时长(8 周、2 次/周、60 分钟/次),基于正念的太极拳训练改善阈下抑郁水平(PHQ-9)的效果优于普通体育锻炼[$MD=-2.07$,

95% CI$(-3.26，-0.87)]^{[31]}$。

［小结］

抑郁障碍是全球发病率最高的精神障碍之一,尽管抑郁障碍可以治疗,但是在临床实践中仍有大量患者由于医疗环境筛查或诊断不充分、药物副作用多或复发率高、治疗费用高、患者病耻感等综合原因导致没有得到恰当干预,甚至没有干预,以致抑郁障碍患者的病程迁延、生活质量下降、治疗成本增加,甚则导致更差的临床结局(如自杀、自残)。从这个意义上来说,目前减少和缓解抑郁症状的治疗方案依然是有限的。作为临床医生,我们不得不思考如何才能更直接、有效地帮助更多抑郁障碍患者。

中医功法在国内外已实践多年。这类以身心共同健康为导向的中国传统技术或许可以在那些以精神病理学为重点的干预措施之外,为抑郁障碍患者提供更多的治疗选择。目前不同国家、不同专业协会已经制定一些指南或提供了一些诊疗建议,这些经过严格科学评价或专业讨论的指南和诊疗建议对临床医生以及患者根据不同人群、不同程度或者不同疾病状态的抑郁障碍做出临床决策提供了有价值的参考。但是由于当前缺乏独立的中医功法防治抑郁障碍诊疗指南/方案,且现有诊疗指南/方案所引证的研究更新存在一定滞后性,因此本节通过设定两个临床问题系统查阅、筛选和更新研究证据,以进一步补充阐明中医功法防治抑郁障碍的科学性、可行性、适用性和安全性问题。

基于现有证据可以认为:中医功法单独干预,以及联合其他疗法干预抑郁障碍是有效的。在不同情况下,需要对"单独干预"和"联合其他疗法干预"进行选择。"单独干预"通常更适用于抑郁状态,以及轻、中度抑郁障碍患者;"联合其他疗法干预"不仅适用于抑郁状态,以及轻、中度抑郁障碍患者,也可以作为补充疗法适用于重度抑郁障碍患者。由于中医功法单独干预重度抑郁障碍的临床证据相对有限,建议临床医生全面衡量利弊后,谨慎选用;重度抑郁障碍患者在没有精神专科医生以及专业中医功法老师指导的情况下,无论是单独干预或联合其他疗法干预,均不建议选用。尽管目前关于中医功法干预抑郁障碍的安全性研究不多,但是现有证据没有报告病例因不良事件而退出和严重不良事件,也没有数据表明中医功法会加剧抑郁障碍的发展。因此,在中医功法干预的适应证范围内应用和推荐是安全的。

中医功法最佳干预周期、频次、时长、方案等证据有限。纳入研究表明:① 12周、2~3次/周、60分钟/次可以缓解抑郁症状。② 动功结合静功(观想)有积极影响。③ 中医功法适用的场所包括医院、专业科研机构、学校、社区、养老院。

中医功法越来越广泛地应用于慢性病合并抑郁障碍患者、老年抑郁障碍患者、青少年抑郁障碍患者等。其中:① 慢性病(尤其是循环系统疾病、肌肉骨骼系统疾病、呼吸系统疾病、癌症和内分泌系统疾病)与抑郁障碍的共病率很高。对于慢性病合并抑郁障碍患者,通常首要任务是治疗慢性病。本节所纳入的研究证据推荐临床医师在治疗慢性病基础上适当选用中医功法可以改善抑郁症状。更详细内容请查阅本书相关章节。② 老年抑郁障碍患者是一个相对脆弱的群体,患者不仅存在身体功能下降的趋势、潜在的认知能力下降风险,同时伴有抑郁情绪/症状。全球多国老龄化问题吸引越来越多的研究团队关注中医功法干预老年抑郁障碍的临床疗效和安全性。本节纳入的证据提示中医功法可以应用于老年抑郁障碍患者,但是对于伴有认知障碍的老年患者,中医功法抗抑郁效果并不一致,还需综合分析研究证据。更多内容请查阅本书相关章节。③ 全球青少年抑郁障碍发病率在快速上升。有限的证据提示中医功法预防青少年抑郁障碍是可行且安全的,可能是防治青少年抑郁障碍的潜在补充方案。此外,抑郁障碍也常见于妇女怀孕期间和产后,学界定义为围生期抑郁障碍。但目前缺乏中医功法防治此类抑郁障碍的研究证据。

今后仍需更多关于中医功法如何改善抑郁障碍的高质量研究证据,以满足临床需求、促进和指导临床医生和患者进行医疗决策。

参考文献

［1］ World Health Organization. Mental Disorders ［EB/OL］. (2022－06－8) ［2024－10－16］ https://www. who.int/News-Room/Fact-Sheets/Detail/Mental-Disorders.

［2］ GBD 2019 Mental Disorders Collaborators. Global, Regional, and National Burden of 12 Mental Disorders in 204 Countries and Territories, 1990－2019：A Systematic Analysis for the Global Burden of Disease Study 2019. The Lancet. Psychiatry, 2022, 9(2)：137－150.

［3］ World Health Organization. Depression and Other Common Mental Disorders：Global Health Estimates ［EB/OL］. (2017－01－3) ［2024－10－16］ https://www. who.int/publications/i/item/depression-global-health-estimates.

［4］ Huang YQ, Wang Y, Wang H, et al. Prevalence of Mental Disorders in China：A Cross-Sectional Epidemiological Study ［J］. The Lancet. Psychiatry, 2019, 6(3)：211－224.

［5］ US Preventive Services Task Force, Barry MJ, Nicholson WK, et al. Screening for Depression and Suicide Risk in Adults：US Preventive Services Task Force Recommendation Statement ［J］. JAMA, 2023, 329(23)：2057－2067.

［6］ Mcquaid JR, Buelt A, Capaldi V, et al. The Management of Major Depressive Disorder：Synopsis of the 2022 U.S. Department of Veterans Affairs and U.S. Department of Defense Clinical Practice Guideline ［J］. Annals of Internal Medicine, 2022, 175(10)：1440－1451.

［7］ Saeed SA, Cunningham K, Bloch RM. Depression and Anxiety Disorders：Benefits of Exercise, Yoga, and Meditation ［J］. American Family Physician, 2019, 99(10)：620－627.

［8］ 中华医学会精神医学分会抑郁障碍研究协作组.抑郁症认知症状评估与干预专家共识[J].中华精神科杂志,2020,53(5)：369－376.

［9］ 抑郁障碍中西医整合诊治专家共识组,中国民族医药学会神志病分会.抑郁障碍中西医整合专家共识[J].中国医药导报,2021,18(6)：4－12.

［10］ 中国中西医结合学会,中华中医药学会,中华医学会.抑郁症中西医结合诊疗指南[EB/OL]. (2023－05－31)[2024－10－16] https://www.cacm.org.cn/wp-cotent/uploads/2023/06/抑郁症中西医结合诊疗指南.pdf.

［11］ Noetel M, Sanders T, Gallardo-GÓMez D, et al. Effect of Exercise for Depression：Systematic Review and Network Meta-Analysis of Randomised Controlled Trials ［J］. BMJ, 2024, 384：E075847.

［12］ So WWY, Cai S, Yau SY, Tsang HWH. The Neurophysiological and Psychological Mechanisms of Qigong As a Treatment for Depression：A Systematic Review and Meta-Analysis ［J］. Frontiers in Psychiatry, 2019, 10：820.

［13］ 陆颖,李洁,蒋婧,等.八段锦应用于抑郁症的系统评价[J].中国预防医学杂志,2021,22(6)：434－444.

［14］ Yu Q, Wong KK, Lei OK, et al. Comparative Effectiveness of Multiple Exercise Interventions in the

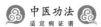

Treatment of Mental Health Disorders: A Systematic Review and Network Meta-Analysis [J]. Sports Medicine-Open, 2022, 8(1): 135.

[15] Yeung AS, Feng R, Kim DJH, et al. A Pilot, Randomized Controlled Study of Tai Chi with Passive and Active Controls in the Treatment of Depressed Chinese Americans [J]. The Journal of Clinical Psychiatry, 2017, 78(5): E522 - E528.

[16] Guo L, Kong Z, Zhang Y. Qigong-Based Therapy for Treating Adults with Major Depressive Disorder: A Meta-Analysis of Randomized Controlled Trials [J]. International Journal of Environmental Research and Public Health, 2019, 16(5): 826.

[17] Du Z, Zhang X, Qin H, et al. META Analysis on the Effect of Taijiquan on Improving Negative Psychological Symptoms of College Students and the Optimal Dose [J]. Frontiers in Public Health, 2022, 10: 1032266.

[18] 中华中医药学会血液病分会,中国民族医药学会血液病分会,中国中西医结合肿瘤专业委员会,等.肿瘤相关抑郁中医诊疗专家共识[J].北京中医药大学学报,2023,46(1): 12 - 17.

[19] 潘攀,傅潇雅,胡少华,等.常见慢性躯体疾病共病抑郁障碍的规范化阶梯治疗选择指导建议[J].临床精神医学杂志,2022,32(6): 497 - 501.

[20] Dauwan M, Begemann MJH, Slot MIE, et al. Physical Exercise Improves Quality of Life, Depressive Symptoms, and Cognition Across Chronic Brain Disorders: A Transdiagnostic Systematic Review and Meta-Analysis of Randomized Controlled Trials [J]. Journal of Neurology, 2021, 268(4): 1222 - 1246.

[21] Chou KL, Lee PW, Yu EC, et al. Effect of Tai Chi on Depressive Symptoms Amongst Chinese Older Patients with Depressive Disorders: A Randomized Clinical Trial [J]. International Journal of Geriatric Psychiatry, 2004, 19(11): 1105 - 1107.

[22] Yeung A, Lepoutre V, Wayne P, et al. Tai Chi Treatment for Depression in Chinese Americans: A Pilot Study [J]. American Journal of Physical Medicine & Rehabilitation, 2012, 91(10): 863 - 870.

[23] Tsang HW, Fung KM, Chan AS, et al. Effect of A Qigong Exercise Programme on Elderly with Depression [J]. International Journal of Geriatric Psychiatry, 2006, 21(9): 890 - 897.

[24] Tsang HW, Tsang WW, Jones AY, et al. Psycho-Physical and Neurophysiological Effects of Qigong on Depressed Elders with Chronic Illness [J]. Aging & Mental Health, 2013, 17(3): 336 - 348.

[25] Wang X, Pi Y, Chen B, et al. Effect of Traditional Chinese Exercise on the Quality of Life and Depression for Chronic Diseases: A Meta-Analysis of Randomised Trials [J]. Scientific Reports, 2015, 5: 15913.

[26] Miller KJ, Gonçalves-Bradley DC, Areerob P, et al. Comparative Effectiveness of Three Exercise Types to Treat Clinical Depression in Older Adults: A Systematic Review and Network Meta-Analysis of Randomised Controlled Trials [J]. Ageing Research Reviews, 2020, 58: 100999.

[27] Zeng, L., Zhao, X., Yu, Y., et al. Effects of Tai Chi on Depression of Middle-Aged and Older Adults: An Updated Systematic Review and Meta-Analysis [J]. BMC Complementary Medicine and Therapies, 2023, 23(1): 382.

[28] Li F, Wang L, Qin Y, et al. Combined Tai Chi and Cognitive Interventions for Older Adults with or

without Cognitive Impairment：A Meta-Analysis and Systematic Review [J]. Complementary Therapies in Medicine，2022，67：102833.

[29] Lavretsky H，Milillo MM，Kilpatrick L，et al. A Randomized Controlled Trial of Tai Chi Chih or Health Education for Geriatric Depression [J]. The American Journal of Geriatric Psychiatry：official Journal of the American Association for Geriatric Psychiatry，2022，30(3)：392 - 403.

[30] Lee P，Cai S，Lu EY，et al. Qigong Reduces Depressive Symptoms of Taiwanese Elderly with Chronic Physical Illness：A Randomized Controlled Trial [J]. Journal of Alternative and Complementary Medicine (New York, N.Y.)，2020，26(1)：76 - 78.

[31] Zhang J，Qin S，Zhou Y，et al. A Randomized Controlled Trial of Mindfulness-Based Tai Chi Chuan for Subthreshold Depression Adolescents [J]. Neuropsychiatric Disease and Treatment，2018，14：2313 - 2321.

第二节

焦 虑 障 碍

焦虑障碍是全世界最常见的精神卫生问题,也是全球疾病负担的主要原因之一[1,2]。WHO 估计全球每年因抑郁和焦虑造成经济损失约达 1 万亿美元。焦虑障碍在全球致残原因中位居第六位。中国社会焦虑障碍患病风险增加,防治形势不容乐观。据黄悦勤教授 *Lancet Psychiatry* 报告数据,当前中国焦虑障碍患病率高达 7.6%[3]。

焦虑障碍是以焦虑综合征为主要临床表现的一组精神障碍,焦虑综合征表现为精神症状和躯体症状。通常症状没有可证实的器质性病变基础,并与患者的现实处境不符,但患者对存在的症状感到痛苦和无能为力,自知力完整,病程多迁延。临床常见广泛性焦虑障碍、惊恐障碍、恐怖性焦虑障碍等。焦虑障碍的严重程度分一般可以分为阈值以下、轻度、中度和重度 4 个程度。焦虑障碍在阈值以下、或早期轻度阶段往往未被识别,从而严重延误治疗开始的时间。一般认为焦虑障碍是生物学因素和心理社会因素共同作用的结果。焦虑和抑郁障碍经常重叠。如果焦虑和抑郁程度主次难分时,一般优先考虑抑郁障碍诊断,以免耽误抑郁障碍治疗而发生自杀等严重不良后果。目前尚缺乏焦虑障碍的最佳筛查时机或筛查间隔的证据[4]。临床常用的成人焦虑障碍筛查与评估工具包括汉密尔顿焦虑量表(HAMA)、宗氏焦虑自评量表(SAS)、广泛性焦虑量表(GAD-7)、医院焦虑抑郁量表(HADS)、状态-特质焦虑调查表(STAI)、贝克焦虑量表(BAI)、爱丁堡产后抑郁量表(EPDS)焦虑子量表、老年焦虑量表(GAS)和老年焦虑量表(GAI)。焦虑障碍的诊断方法和诊断体系与抑郁障碍相似,需由精神专科医生依据 ICD 或者 DSM 分类标准,结合临床症状、病史、家族史、社会史、精神状态检查、实验室评估等进行专业诊断。

焦虑障碍的药物治疗以抗焦虑药和抗抑郁药为主,焦虑障碍多数呈慢性波动性病程,需要长期治疗。因此临床实践单一一线药物疗法效果并不理想。在诊断评估正确的情况下,往往需要换药、联合 2 种(及以上)不同作用机制的药物和(或)联合心理疗法治疗。中医功法或许可以作为一线疗法的补充疗法,整合到当前医疗卫生服务体系中。美国东卡罗来纳大学布罗迪医学院精神病学和行为医学系主任 Sy Atezaz Saeed 教授在更新的一篇文献综述中,综合相关研究证据,认为太极拳和气功作为辅助疗法对焦虑症状有一定的改善作用[5]。来自 *UpToDate* 一份针对焦虑障碍和焦虑症状补充和替代疗法的临床决策认为,现有研究证据在一定程度上支持太极拳和气功对焦虑是有效、安全的,可以作为阈下焦虑、轻度焦虑障碍的补充疗法或初步治疗方案。但由于临床试验方法学存在局限性导致证据强度较弱,暂时不推荐其作为焦虑障碍的替代疗法[6]。由中国中医科学院广安门医院、世界中医药学会联合会中医心理学专业委员会、世界中医药学会联合会睡眠医学专业委员会制定的《基于个体化的广泛性焦虑障碍中医临床实践指南(2016)》建议医生结合患者具体情况应用导引调节焦虑情绪[7]。

本节通过临床研究证据检索与评价,最终纳入 6 项系统评价、1 份临床决策、7 项随机对照试验、1 项横断面研究,总结中医功法单独干预或联合其他疗法干预焦虑障碍的临床研究证据,帮助读者了解其科学性、适用性、安全性和可行性。

一、中医功法干预焦虑障碍证据总结

(一) 中医功法单独干预焦虑障碍是否安全、有效?

一项系统评价纳入中医功法(太极拳、八段锦、易筋经、五禽戏)单独干预焦虑状态的 8 项 RCT(共纳入 972 例患者)进行 Meta 分析,结果表明中医功法改善焦虑状态(量表 SAS、SCL‐90 焦虑因子、POMS)效果优于对照措施(空白对照、阳性对照)[SMD=−0.78, 95% CI(−1.31,−0.25)],但各研究之间存在较大异质性[8]。

一项系统评价评估气功(八段锦等)对焦虑状态的影响,纳入 4 项 RCT(共纳入 247 例患者)进行 Meta 分析患者,结果表明,与等待对照组相比,气功锻炼可以有效缓解焦虑状态(量表 STAI、DASS‐21、SCL‐90)[SMD=−0.75, 95% CI(−1.11,−0.40)][9]。

一项在中国开展的为期 8 周的先导 RCT 评估单独太极拳对大学生焦虑抑郁状态影响[10]。18 例焦虑抑郁状态大学生随机分入太极拳组和对照组,太极拳组习练太极拳八法五步 5 次/周、60 分钟/次,对照组维持日常生活方式,不参加定期体育活动。结果表明,干预前后太极拳组的焦虑状态改善显著($P<0.01$),对照组改变差异无统计学意义($P>0.05$)。研究还采用 RS‐fMRI(静息态功能磁共振)探索太极拳抗焦虑效应的神经生物学机制,发现太极拳干预后局部大脑活动发生改变,某些区域(如左侧额中回)与焦虑呈显著负相关关系。

一项在澳大利亚开展的 RCT 评估单独太极拳干预焦虑状态的有效性,50 例精神紧张的健康人随机分入太极拳组、运动组和等待组[11]。太极拳组练习简化 24 式太极拳,运动组在健身房运动,两组均需完成总计 5 小时/周的练习。等待组维持日常生活方式,不接受任何干预。第 6 周,运动组首先表现出对状态−特质焦虑量表(STAI)有改善作用($P<0.0$),太极拳组仅改善 STAI 的特质焦虑($P<0.05$),但两组与等待组相比改善均无统计学意义($P>0.05$)。第 12

周，太极拳组和运动组对 STAI 均有改善作用（$P<0.01$）；与等待组相比，太极拳组改善 STAI 效果更显著（$P<0.01$），运动组改善差异无统计学意义（$P>0.05$）。

一项在韩国开展的 RCT 评估气功对 50 名压力人群的减压疗效[12]。气功组进行为期 4 周以静功观想为主的气功干预，对照组为等待对照。结果表明，与干预前相比，4 周气功干预有助于改善 STAI 分值（$P<0.01$），对照组仅改善特质焦虑，状态焦虑无改善（$P>0.05$）；与对照组相比，气功组 STAI 分值改善差异有统计学意义（$P<0.01$）。

一项在中国香港开展的 RCT（共 65 例）采用重复测量设计来探讨气功（禅密功）是否有助于减轻焦虑，提高身心健康[13]。与等待对照组相比，第 4 周气功组焦虑状态（DASS‐A）有所改善，第 12 周改善优于等待对照组（$P<0.05$）；唾液皮质醇、收缩压和舒张压第 8 周起改善优于等待对照组（$P<0.05$）。

一项在瑞典开展的随机交叉试验（共 41 例）发现，30 分钟的气功（基础功与动功）练习可以即刻改善具有 4 年气功练习经历学员的焦虑状态（STAI）[14]。

一项系统评价纳入 7 项 RCT（共纳入 673 例患者）评估太极拳改善大学生焦虑症状的情况，并探讨太极拳的最佳干预"剂量"[15]。结果表明，与常规体育锻炼相比，太极拳可以有效改善大学生焦虑症状（量表 SAS、SCL‐90、DASS‐21、STAI）[SMD＝−0.49，95% CI（−0.90，−0.09）]，但研究之间的干预强度、时间和频率存在一定的差异，导致异质性大。亚组分析提示，与太极拳单独干预相比，太极拳联合正念疗法干预效果更优[SMD＝−0.91，95% CI（−1.33，−0.49）]；太极拳最佳干预周期、频次和时长分别为 12 周以上、3 次/周、60 分钟/次。

一项在中国开展的为期 8 周的 RCT 研究八段锦联合常规中西医结合治疗对广泛性焦虑症的影响[16]。64 例符合《中国精神障碍分类与诊断标准》第 3 版诊断的患者随机分组：接受常规中西医结合治疗（对照组），或在此基础上习练八段锦（八段锦组），周期为 12 周。八段锦组集体练习 2 次/周、30 分钟/次；家庭练习 1 次/日、30 分钟/次。结果显示：① HAMA 评分，与干预前相比，八段锦组从第 1 周开始评分改善（$P<0.05$）；从第 8 周开始评分改善优于对照组

（$P<0.05$），总有效率（该研究将 HAMA 减分率高于 25%、50% 和 75%，分别定义为"进步""显著进步"和"痊愈"；HAMA 减分率低于 25% 为"无效"）高于对照组（$P<0.05$）。② SAS 评分，与干预前相比，两组在第 12 周均有改善（$P<0.05$）；从第 8 周开始改善优于对照组（$P<0.05$）。

二、中医功法干预特殊人群焦虑障碍的研究证据

（一）慢性病合并焦虑障碍患者

一份来自 UpToDate 关于肿瘤护理补充替代和整合医学实践的临床决策（2023）认为，气功有助于减缓癌症患者焦虑、抑郁情绪，改善总体生活质量[17]。

一项系统评价纳入 3 项 RCT（共纳入 217 例患者）评估气功对慢性病患者焦虑状态的有效性。Meta 分析显示，气功（八段锦、六字诀、静功）对焦虑状态改善效果（量表 SCL-90）优于常规治疗[SMD=−0.37，95% CI（−0.66，−0.08）][18]。

一项系统评价评估太极拳对心血管疾病和（或）心血管风险因素患者心理健康的影响，其中 3 项 RCT 的 Meta 分析（共纳入 410 例患者）显示，太极拳联合对照措施改善焦虑状态效果优于对照措施（包括常规护理、常规药物治疗、健康教育）[SMD=−2.13，95% CI（−2.55，−1.70）]；对具有心血管疾病和（或）心血管风险因素的患者而言，太极拳是相对安全的[19]。

一项系统评价纳入 10 项 RCT 比较太极拳与非正念运动（non-mindful exercise）对慢性病患者焦虑等心理健康的效果[20]。Meta 分析结果显示，与非正念运动相比，为期 6~48 周、1~5 次/周、20~83 分钟/次的太极拳练习对焦虑（950 例）[SMD=0.28，95% CI（0.08，0.48）]和心理健康状况（1 461 例）[SMD=0.40，95% CI（0.08，0.73）]具有改善作用。

（二）老年焦虑障碍患者

一项在中国开展的单盲 RCT 验证太极拳练习老年女性膝骨关节炎患者的

身心改善作用[21]。40 例患者随机分入为期 12 周的太极拳组(3 次/周)或健康教育对照组(3 次/周)。结果表明,太极拳不仅有益于患者身体功能(WOMAC量表评分、Berg 平衡量表、TUG 起立行走测试、SF-36 生活质量量表、PSQI 匹兹堡睡眠质量指数),也有益于焦虑状态(SAS 量表评分,$P<0.01$)和抑郁状态(SDS 量表评分,$P<0.01$)改善。

一项在中国开展的横断面研究,比较坚持太极拳运动 1 年以上的中老年人(太极拳组 207 例)与未练习太极拳及其他体育运动的健康中老年人(对照组168 例)的焦虑状态和自主神经功能[22]。结果发现,太极拳组的心理状况(SAS量表评分)和自主神经平衡状态(自主神经平衡的综合指标测定法)优于对照组($P<0.05$)。

［小结］

焦虑障碍是不容忽视的全球公共卫生问题,中国精神卫生调查(CMHS)显示焦虑障碍是中国患病率最高的精神障碍。突发公共卫生事件加剧精神健康危机。2021 年 *Lancet* 发表的研究论文显示,新冠疫情期间重度焦虑障碍增加7 620 万[23]。2022 年 WHO 发布《世界精神卫生报告》指出,精神疾病的治疗缺口扩大,精神卫生系统和服务仍然无法满足公众需求[24]。

参照国际、国内公认的临床指南进行规范化诊疗的理念已经深入临床各科的诊疗过程。中医功法作为一项有中国特色的补充替代疗法,与其他干预方式一样,临床医生将其应用于焦虑障碍的防治过程中也需要以循证医学证据为基础的规范化诊疗原则和方法,并结合患者的需求、偏好和价值观,制定个性化决策。焦虑障碍具有慢性化病程、易复发、社会功能受损的特点,因此中医功法规范化治疗的目的和意义在于提高临床痊愈率、减少复发、提高生活质量和恢复社会功能等。但是由于当前缺乏独立的中医功法防治焦虑障碍诊疗指南/方案,现有焦虑障碍相关诊疗指南/方案没有系统的针对中医功法的有效性建议。

因此本节通过设定两个临床问题系统查阅、筛选和更新研究证据,以进一步补充阐明中医功法防治焦虑障碍的科学性、可行性、适用性和安全性问题。

基于现有证据可以认为:中医功法单独干预,以及联合其他疗法干预对焦虑障碍具有改善作用。在不同情况下,需要对"单独干预"和"联合其他疗法干预"进行选择。"单独干预"通常更适用于焦虑状态;"联合其他疗法干预"不仅适用于焦虑状态,也可以作为补充疗法适用于轻、中度焦虑障碍(广泛性焦虑障碍)患者。目前几乎没有高质量证据表明中医功法对重度焦虑障碍的安全性和有效性。在当前低把握度证据的情况下,临床医生除外根据特定患者或情况,还应综合考虑危险因素,以确定是否有必要对患者进行功法干预。如果决定对重度焦虑障碍实施功法干预,那么干预过程持续评估安全与风险是更合理的办法;干预过程如果症状继续恶化、疗效欠佳,则建议转入精神专科治疗。重度焦虑障碍患者在没有精神专科医生以及专业中医功法老师指导的情况下,无论是单独干预或联合其他疗法干预,均不建议选用。现有证据没有报告病例因不良事件而退出和严重不良事件,也没有数据表明中医功法会加剧焦虑障碍的发展。因此,在中医功法干预的适应证范围内应用和推荐是安全的。

中医功法最佳干预周期、频次、时长、方案等证据有限。纳入研究表明:① 12周以上、3次/周、60分钟/次可以缓解焦虑症状。② 有功法习练经验的患者与没有习练经验的患者相比,改善症状所需时间略有不同,习练熟练所需时间可以缩短。③ 动功和静功(观想)对焦虑状态均有积极影响,动功结合静功干预效果更优。④ 中医功法适用的场所包括医院、专业科研机构、学校、社区、养老院。

中医功法越来越广泛的应用于慢性病合并焦虑障碍患者、老年焦虑障碍患者:① 焦虑障碍常常共病慢性躯体疾病而增加治疗难度。本节所纳入的研究证据提示中医功法有助于改善癌症、循环系统疾病、内分泌系统疾病等慢性病患者的焦虑状态。对于慢性病合并焦虑障碍患者,优先考虑治疗慢性病;如果慢性病持久反复,需要联合治疗焦虑状态,但存在明显药物依从性差,或躯体状况不适合药物治疗,或心理疗法不能获得时,推荐临床医师适当选用中医功法治疗。②老年人罹患焦虑障碍日益多见,本节纳入的证据提示中医功法适用于老年焦虑障碍患者;但对于合并骨关节炎的老年患者,建议在专业中医功法老师指导下实施干预。以上更详细内容可查阅本书相关章节。③青少年焦虑障碍发病率在快速上升,有研究报告临床应用中医功法防治青少年焦虑障碍,但缺乏循证证据,有待进一步研究。此外,目前临床上也没有一致的证据表明中医功法对围生期焦虑障碍的有效性。

综合纳入的研究证据可知,中医功法干预焦虑障碍已经获得全球不同地区(包括亚洲、北美洲、欧洲、大洋洲)的关注,大多数研究证据是正面评价中医功法的临床疗效。尽管如此,近几年针对本领域安全性和有效性的研究证据更新略显缓慢,这与当下焦虑障碍持续上升的高发病率不相适应。今后仍需更多关于中医功法如何改善焦虑障碍的高质量研究证据,以满足临床需求、促进和指导临床医生和患者进行医疗决策。

(陆颖)

参考文献

[1] GBD 2019 Mental Disorders Collaborators. Global, Regional, and National Burden of 12 Mental Disorders in 204 Countries and Territories, 1990 - 2019: A Systematic Analysis for the Global Burden of Disease Study 2019. The Lancet. Psychiatry, 2022, 9(2): 137 - 150.

[2] World Health Organization. Depression and Other Common Mental Disorders: Global Health Estimates [EB/OL]. (2017 - 01 - 3) [2024 - 10 - 16] https://www.who.int/publications/i/item/depression-global-health-estimates.

[3] Huang YQ, Wang Y, Wang H, et al. Prevalence of Mental Disorders in China: A Cross-Sectional Epidemiological Study [J]. The Lancet. Psychiatry, 2019, 6(3): 211 - 224.

[4] US Preventive Services Task Force, Barry MJ, Nicholson WK, et al. Screening for Depression and Suicide Risk in Adults: US Preventive Services Task Force Recommendation Statement [J]. JAMA, 2023, 329(23): 2057 - 2067.

[5] Saeed SA, Cunningham K, Bloch RM. Depression and Anxiety Disorders: Benefits of Exercise, Yoga, and Meditation [J]. American Family Physician, 2019, 99(10): 620 - 627.

[6] Uptodate (2021). Complementary and Alternative Treatments for Anxiety Symptoms and Disorders:

Physical，Cognitive，and Spiritual Interventions［EB/OL］.（2021 - 02 - 19）［2023 - 08 - 08］Http：// Uptodate. 01. Bt8. Net/Contents/Complementary-and-Alternative-Treatments-For-Anxiety-Symptoms- and-Disorders-Physical-Cognitive-and-Spiritual-Interventions? Search ＝ Anxiety％ 20symptoms＆Source ＝ Search_Result＆Selectedtitle＝4～150＆Usage_Type＝Default＆Display_Rank＝4.

［7］中国中医科学院广安门医院.基于个体化的广泛性焦虑障碍中医临床实践指南［J］.世界睡眠医学杂志， 2016,3（2）：80 - 94.

［8］Lin J，Gao YF，Guo Y，et al. Effects of Qigong Exercise on the Physical and Mental Health of College Students：A Systematic Review and Meta-Analysis［J］. BMC Complementary Medicine and Therapies， 2022，22（1）：287.

［9］Wang F，Man JK，Lee EK，et al. Managing Stress and Anxiety Through Qigong Exercise in Healthy Adults：A Systematic Review and Meta-Analysis of Randomized Controlled Trials［J］. BMC Complementary and Alternative Medicine，2014，14：8.

［10］Zhang J，Gao T，Li Y，et al. The Effect of Bafa Wubu of Tai Chi on College Students' Anxiety and Depression：A Randomized，Controlled Pilot Study［J］. Frontiers in Physiology，2023，14，1036010.

［11］Zheng S，Kim C，Lal S，et al. The Effects of Twelve Weeks of Tai Chi Practice on Anxiety in Stressed But Healthy People Compared to Exercise and Wait-List Groups-A Randomized Controlled Trial［J］. Journal of Clinical Psychology，2018，74（1）：83 - 92.

［12］Hwang EY，Chung SY，Cho JH，et al. Effects of A Brief Qigong-Based Stress Reduction Program （BQSRP）in a Distressed Korean Population：A Randomized Trial［J］. BMC Complementary and Alternative Medicine，2013，13：113.

［13］Chow YWY，Dorcas A，Siu AMH. The Effects of Qigong on Reducing Stress and Anxiety and Enhancing Body-Mind Well-Being［J］. Mindfulness，2012，3：51 - 59.

［14］Johansson M，HassmÉN P. Acute Psychological Responses to Qigong Exercise of Varying Durations ［J］. The American Journal of Chinese Medicine，2008，36（3）：449 - 458.

［15］Du Z，Zhang X，Qin H，et al. META Analysis on the Effect of Taijiquan on Improving Negative Psychological Symptoms of College Students and the Optimal Dose［J］. Frontiers in Public Health， 2022，10：1032266.

［16］张捷,章文雯,沈慧.习练八段锦对广泛性焦虑症临床疗效的影响［J］.中国运动医学杂志,2016,35（03）： 231 - 233.

［17］Uptodate（2023）. Overview of Complementary，Alternative，and Integrative Medicine Practices in Oncology Care，and Potential Risks and Harm［EB/OL］.（2021 - 03 - 23）［2023 - 08 - 05］http：// Uptodate. 01. Bt8. Net/Contents/Overview-of-Complementary-Alternative-and-Integrative-Medicine- Practices-In-Oncology-Care-and-Potential-Risks-and-Harm? Search ＝ Overview％ 20of％ 20complementary， ％20alternative,％20and％20integrative％20medicine％20practices％20in％20oncology％20care,％20and ％20potential％20risks％20and％20harm＆Source＝ Search _ Result＆Selectedtitle ＝ 1 ～ 150＆Usage _ Type＝Default＆Display_Rank＝1.

［18］Wang F，Man JK，et al. The Effects of Qigong on Anxiety，Depression，and Psychological Well-Being：

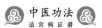
A Systematic Review and Meta-Analysis [J]. Evidence-Based Complementary and Alternative Medicine: Ecam, 2013: 152738.

[19] Yang G, Li W, Klupp N, et al. Does Tai Chi Improve Psychological Well-Being and Quality of Life in Patients with Cardiovascular Disease and/or Cardiovascular Risk Factors? A Systematic Review [J]. BMC Complementary Medicine and Therapies, 2022, 22(1): 3.

[20] Yin J, Yue C, Song Z, et al. The Comparative Effects of Tai Chi Versus Non-Mindful Exercise on Measures of Anxiety, Depression and General Mental Health: A Systematic Review and Meta-Analysis [J]. Journal of Affective Disorders, 2023, 337: 202 - 214.

[21] Song J, Wei L, Cheng K, et al. The Effect of Modified Tai Chi Exercises on the Physical Function and Quality of Life in Elderly Women with Knee Osteoarthritis [J]. Frontiers in Aging Neuroscience, 2022, 14: 860762.

[22] 杨松涛,龙云芳,黄宇霞.太极拳运动对中老年人心理和自主神经功能的影响[J].中华物理医学与康复杂志,2004(06): 31 - 33.

[23] COVID - 19 Mental Disorders Collaborators. Global Prevalence and Burden of Depressive and Anxiety Disorders in 204 Countries and Territories in 2020 Due to the COVID - 19 Pandemic [J]. Lancet (London, England), 2021, 398(10312): 1700 - 1712.

[24] World Health Organization. World Mental Health Report: Transforming Mental Health for All—Executive Summary.

第六章　睡眠-觉醒障碍

睡眠-觉醒障碍是指影响人的睡眠质量和觉醒状态的一类疾病,这些障碍可以导致睡眠过多或过少,或者影响正常的睡眠节律。睡眠-觉醒障碍根据症状特点分为失眠障碍、过度嗜睡障碍、睡眠相关呼吸障碍、睡眠-觉醒节律障碍、睡眠相关运动障碍、异态睡眠及其他特指的睡眠-觉醒障碍和未特指的睡眠-觉醒障碍[1]。睡眠-觉醒障碍可引发注意力不集中、情绪不稳定等问题,如果不及时诊治,还可能增加心血管疾病、代谢疾病等其他健康风险。此外,睡眠障碍与许多负面的健康结果有关,如抑郁症(增加自杀风险并导致生活质量低下)。

睡眠-觉醒障碍全球患病率为 9%～15%[2]。目前,药物治疗仍应对是睡眠-觉醒障碍的主要方式,但由于这些药物在安全性和长期有效性方面存在的问题,加之对治疗成本的考虑,越来越多的人开始寻求替代疗法来解决睡眠相关问题。

失眠是睡眠-觉醒障碍中最常见的一种类型,同时也是中医传统疗法干预睡眠-觉醒障碍涉及最多的一种病证,所以本章节重点探讨中医功法在失眠治疗中的临床研究证据。

失　　眠

失眠指以频繁而持续的入睡困难和(或)睡眠维持困难并导致睡眠感不满意为特征的睡眠障碍,常伴日间功能损害(包括疲劳、抑郁或易怒、身体不适以及认知功能障碍等)。6%～10%的人符合失眠障碍的诊断标准,而在一般人群中,失眠的发生率随年龄增长而增加。研究显示,女性发生失眠的风险是男性的两倍[3],老年人的失眠患病率高于中年人和青年人[4]。《2023 中国健康睡眠白皮书》显示,我国 60.4% 的人群存在睡眠紊乱症状。

失眠障碍的病程呈自然波动性,受到性别、年龄、失眠既往史、遗传因素、应激及生活事件、个性特征、对环境反应性以及共病疾病等多种因素的影响。此外,失眠往往呈慢性化发展,近半数严重失眠可持续 10 年以上。失眠严重损害患者的身心健康,影响生活质量,甚至可能导致交通事故等意外事件而危及个人及公共安全,对个体和社会都构成严重的负担[5]。

根据国际疾病分类法第 11 版(ICD - 11)和睡眠疾病国际分类第三版(ICSD-3),失眠可分为慢性失眠症、短期失眠症及未特指的失眠。睡眠障碍和相关的日间症状每周至少发生几次(报告睡眠相关症状但没有日间症状的个体不被认为患有失眠障碍),且持续至少 3 个月可诊断为慢性失眠障碍;而持续时间不足 3 个月则为短期失眠障碍;未特指的失眠应谨慎诊断,仅在患者不能满足慢性和(或)短期失眠症的诊断标准时才应考虑。如果失眠是由另一种睡眠-觉醒障碍、精神障碍、躯体疾病、某种毒品或药物引起,则仅在失眠作为临床关注的独立焦点时,才可诊断为失眠障碍[1]。

失眠的评估包括临床大体评估、主观测评和客观测评。临床大体评估包括主诉、睡前状况、睡眠觉醒节律、夜间症状及其病因、日间活动和功能、评估躯体疾病、精神障碍疾患及治疗情况、评估应激事件以及生活和工作情况、体格检查、实验室检查和精神检查以及家族史等。主观测评工具包括睡眠日记和评估量表。常用的评估量表包括匹兹堡睡眠质量指数(PSQI)、睡眠障碍评定量表、Epworth 嗜睡量表、失眠严重指数量表(ISS)等。客观测评工具包括多导睡眠图(PSG)和多次睡眠潜伏期试验(MSLT)。

干预失眠的主要手段包括心理治疗、药物治疗、物理治疗、中医治疗和综合治疗等。心理治疗中的认知行为疗法(CBT - I)被认为是失眠的首选治疗方法。药物治疗多采用传统镇静安眠药物,如苯二氮卓类、非苯二氮卓类、褪黑激素受体激动剂,但这些药物的副作用和依赖性问题都是不可忽视且无法避免的,药物用量和停药时间或减药时间也不容易把握[6]。中医治疗失眠是以辨证论治为主,采用中药、针灸、按摩、气功及养生指导等多种手段,促进心身健康的恢复。《失眠症中医临床实践指南(WHO/WPO)》(2016)[7]指出气功是中医治疗疾病的重要方法之一,建议首选静功、八段锦、内养功等,还可参考古人的睡功。《中国民族医药治疗成人失眠的专家共识(2022)》[8]提出中国传统的导引养生功法,如八段锦、太极拳、五禽戏等,均可以起到放松身心的作用,适合于慢性失眠的辅助治疗。

本节通过临床研究证据检索与评价,最终纳入5项系统评价、8项随机对照试验(RCT),总结中医功法单独干预或联合其他疗法干预失眠的临床研究证据,帮助读者了解其科学性、适用性、安全性和可行性。

一、中医功法干预失眠的证据总结

(一) 中医功法是否有利于改善睡眠质量?

一项系统评价[9]评估健身气功(八段锦、六字诀、五禽戏)对成人睡眠质量的影响,纳入13项RCT,共1 147名受试者(老年人、大学生,以及慢性疲劳、纤维肌痛、慢性腰痛、帕金森病、中风、结直肠癌、乳腺癌患者)。Meta分析结果显示,与对照组(等待、假气功、步行、日常锻炼)相比,健身气功有益于改善成年健康与患病人群的睡眠量表(PSQI等)评分[Hedges'g $= -0.955$, 95% CI $(-1.601, -0.309)$],但各项研究的数据之间存在较高异质性($I^2 = 96\%$),通过排除异常值进行敏感性分析,总效应量减小,但仍具有统计学意义,且异质性降低[Hedges'g $= -0.423$, 95% CI $(-0.603, -0.243)$; $I^2 = 39\%$]。进一步的亚组分析提示,八段锦改变睡眠量表评分的效应量大于非八段锦健身气功(六字诀、五禽戏),组间差异有统计学意义($P = 0.03$)。Meta回归分析显示,健身气功(八段锦、六字诀、五禽戏)对睡眠质量的总体效应量与受试者人群女性百分比因素正相关($\beta = 0.013$, $P < 0.001$),即随着女性百分比的增加而增加;与年龄($\beta = -0.00987$, $P < 0.001$)因素负相关,即随着年龄的增加而减少。

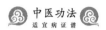

（二）八段锦干预失眠是安全、有效?

一项系统评价[10]评估八段锦治疗失眠症的疗效,纳入 13 篇 RCT,共 1022 例患者。Meta 分析结果显示,与对照组(常规药物或禁用安眠药、运动锻炼、心理疗法等)相比,八段锦结合对照组措施有助于改善 PSQI 睡眠质量[MD= -0.57, 95% CI(-0.81, -0.34), $I^2=88\%$]、入睡时间[MD= -0.57, 95% CI(-0.79, -0.34), $I^2=84\%$]、睡眠时间[MD= -0.41, 95% CI(-0.67, -0.16), $I^2=92\%$]、睡眠效率[MD= -0.62, 95% CI(-0.97, -0.33), $I^2=92\%$]、睡眠障碍[MD= -0.46, 95% CI(-0.78, -0.13), $I^2=95\%$]、日间功能障碍[MD= -0.34, 95% CI(-0.62, -0.07), $I^2=86\%$]、PSQI 总分[MD= -2.28, 95% CI(-2.81, -1.76), $I^2=74\%$]评分,但研究间异质性较大。将干预人群按功能性(392 例/303 例)、器质性病变(128 例)进行亚组分析,睡眠质量、入睡时间、睡眠效率评分结局指标组间异质性明显降低($I^2<50\%$),而八段锦组与对照组的干预效果差异依然有统计学意义。纳入的研究未提及不良事件发生。

（三）太极拳干预失眠是否安全、有效?

一项系统评价[11]探讨太极拳干预失眠的疗效,纳入 21 项 RCT,共 2 022 例患者(慢性失眠及癌症、肌纤维化、中风、膝骨关节炎等慢性疾病伴失眠)。Meta 分析结果显示,与对照组(传统运动、健康教育、认知行为疗法)比较,太极拳可降低 PSQI 评分[MD= -1.16, 95% CI(-1.62, -0.71), $I^2=61\%$],剔除 3 项研究可降低异质性。亚组分析提示,太极拳可以降低癌症、肌肉纤维化和亚健康失眠患者的 PSQI 评分,但对脑血管疾病患者的失眠改善不显著;太极拳与无干预、运动、运动结合健康教育作为对照时,太极拳对失眠治疗有显著效果,而与认知行为疗法、健康教育(常规护理)相比,疗效没有差异。纳入的研究未提及不良事件发生。

二、中医功法干预不同人群失眠的证据总结

（一）老年人失眠患者

一项系统评价[12]评估太极拳对中重度睡眠障碍老年患者的影响,纳入 7 项 RCT,共 589 例患者。Meta 分析结果显示,与对照组(健康教育、日常活动、认知行为疗法等)比较,太极拳锻炼可以改善 PSQI 评分[SMD＝−0.60, 95％ CI(−0.77, −0.44), I^2＝48％]及其主观睡眠质量[SMD＝−0.79, 95％ CI(−1.06, −0.52), I^2＝39％],习惯性睡眠效率[SMD＝−0.58, 95％ CI(−0.84, −0.31), I^2＝0％],睡眠障碍[SMD＝−0.51, 95％ CI(−0.78, −0.25), I^2＝36％]和日间功能障碍[SMD＝−0.33, 95％ CI(−0.59, −0.07), I^2＝0％]。

一项在中国开展的 RCT[13]评估八段锦锻炼对老年人睡眠状况的短期影响,将 142 名社区老年人随机分为干预组和对照组各 71 人,对照组干预期间发放 1 次老年健康教育读本,干预组在对照组基础上实施 3 个月的八段锦锻炼(每天 1 小时,每周 5 天)。结果表明,干预组 PSQI 评分优于对照组,其中干预组和对照组在 PSQI 评分总分、入睡时间、睡眠效率、日间功能障碍 4 项指标间的差异具有显著性(P＜0.05),多导睡眠监测(PSG)两组间在总睡眠时间(TST)、睡眠效率(SE)、入睡潜伏期(SLP)、N3 期慢波睡眠(SWS)4 项评价指标间的差异具有显著性(P＜0.05)。整个研究过程中,干预组和对照组均无不良事件发生。

一项在中国台湾开展的 RCT[14]研究八段锦对老年人睡眠质量的改善效果,将 55 名受试者随机分为运动组(27 人)和对照组(28 人),运动组接受 12 周的八段锦运动训练,对照组不进行干预,在干预前、干预后第 4、第 8、第 12 周评估 PSQI。结果显示,与对照组相比,运动组总体睡眠质量、主观睡眠质量、睡眠潜伏期、睡眠时长、睡眠效率、日间功能障碍均有显著改善(P＜0.001)。

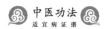

（二）癌症失眠患者

一项系统评价[15]评估太极或气功在癌症治中的应用，纳入 12 项 RCT（7 项气功，4 项气功加太极拳干预，1 项太极拳），共 915 名受试者（乳腺癌、前列腺癌、淋巴瘤、胃肠癌、肺癌老年患者）。其中 2 项研究（198 例）的 Meta 分析结果显示，气功/太极在干预后可改善淋巴瘤患者维辛式睡眠量表评分（VSHSS）[MD=344.17，95％ CI（316.95，371.39），I^2=0％]，3 项研究（148 例）提示气功/太极可以改善乳腺癌、直肠癌患者的 PSQI 评分[MD=−0.60，95％ CI（−0.89，−0.31），I^2=32％]。

一项系统评价[16]评估八段锦锻炼对癌症患者的临床效果，纳入 10 项 RCT，共 811 例患者（乳腺癌根治术后及直肠癌、肺癌、白血病化疗后等）。其中 2 项 RCT（117 例）的 Meta 分析结果显示，八段锦锻炼可以改善直肠癌化疗患者的 PSQI 评分[MD=−2.89，95％ CI（−3.48，−2.30），I^2=0％]。

一项在美国开展的非劣效性临床试验[17]研究失眠认知行为疗法（CBT-I）与太极拳（TCC）对乳腺癌失眠患者的疗效对比。90 例患者被随机分为 CBT-I 组和 TCC 组各 45 例，分别进行每周 120 分钟、连续 2 个月的训练指导以及 1 个月的技能巩固，在第 2、第 3 个月（治疗后）、第 6 和 15 个月（随访）进行疗效评估。研究结果显示，TCC 组在第 3 个月（P=0.02）、第 6 个月（P=0.01）和第 15 个月（P=0.02）时患者睡眠量表评分的改善效果（PSQI 评分改善≥5 分）不逊于 CBT-I；通过临床医生判断，两组在第 3 个月（CBT-I，37.5％；TCC，32.47％；P=0.81）、第 6 个月（CBT-I，55％；TCC，34.4％；P=0.10）和第 15 个月（CBT-I，46.2％；TCC，37.9％；P=0.62）的缓解率相似；两组在睡眠质量、睡眠日记测量、疲劳严重程度、白天嗜睡和抑郁等方面都有显著改善（均 P<0.001），但多导睡眠图无明显改善，两组改善程度相似。研究过程中，无不良事件报告。

（三）失眠合并抑郁焦虑患者

一项系统评价[18]评估太极拳对失眠患者睡眠质量及抑郁焦虑的影响，纳入 16 项 RCT,共 1547 例患者。Meta 分析结果显示,与对照组(运动、健康教育、认知疗法、常规护理、针灸、无干预)相比,太极拳改善患者的匹兹堡睡眠质量指数(PSQI)评分[WMD=-2.05, 95% CI(-2.42, -1.68), $I^2=78\%$],汉密尔顿抑郁量表(HAMD)评分[WMD=-5.08, 95% CI(-5.46, -4.69), $I^2=18\%$],汉密尔顿焦虑量表(HAMA)评分[WMD=-2.18, 95% CI(-2.98, -1.37), $I^2=0\%$],和焦虑自评量表(SAS)评分[WMD=-7.01, 95% CI(-7.72, -6.29), $I^2=0\%$]。采用 GRADE 证据分级系统评估上述效应估计的确定性时,由于各研究在 PSQI 评分上存在显著异质性,太极拳改善睡眠的证据级别为极低,而改善抑郁、焦虑的证据级别为中等。

一项在中国开展的 RCT[19]探讨八段锦在原发性失眠伴焦虑患者临床康复中的作用,将 120 例患者随机分为治疗组(八段锦)和对照组(基线治疗)各 60 例,对照组维持基础用药,配合饮食控制、运动调节,治疗组在对照组基础上结合每天 1 小时的健身气功八段锦、放松功练习,治疗 12 周,随访 18 周。结果显示,两组治疗后较治疗前 PSQI 评分均降低($P<0.05$, $P<0.01$);与对照组相比,治疗组有助于降低 PSQI 评分、HAMA 评分($P<0.01$, $P<0.01$);与对照组相比,治疗结束 18 周后治疗组复发率较低($P<0.05$)。

一项在中国香港开展的 RCT[20]评估身心灵综合疗法(IBMS)与气功疗法(QG)对同时患有抑郁症状和睡眠障碍的人的疗效,将 281 例患者随机分为 IBMS(93 例)、QG(95 例)与等待对照组(93 例),IBMS 与 QG 组进行每周 3 小时、总共 8 周的指导与练习。IBMS 组指导与文化相关的身心锻炼,包括简单的气功锻炼、穴位按摩、正念训练等;QG 组指导练习五行平衡功,除了每周 3 小时的培训课程外,再加每次 30 分钟、每周至少 3 次的自我练习;等待对照组维持日常活动与生活方式。第 2 个月干预结束、第 3 个月随访时评估疗效,包括检测 IL‐6 和 IL‐1β 的血浆浓度、PSQI 量表、流行病学研究中心抑郁量表(CES‐D)、躯体症状量表(SSI)、感知压力量表(PSS)和身心精神整体幸福感量表(HWS)。结果显示,与等待对照组相比,IBMS 和 QG 都能减少抑郁($P<$

0.001)、睡眠障碍($P<0.001$)、疼痛和无痛的躯体症状($P<0.01$)、压力感知($P<0.001$),降低 IL-6($P<0.01$)和 IL-1β 水平($P<0.001$),并提高整体幸福感($P<0.01$);IBMS 和 QG 的效果大致相当。

[小结]

失眠是临床上常见的疾病。老年人,以及癌症、心血管疾病、糖尿病、慢性疲劳综合征、抑郁症、焦虑症等慢性疾病患者都是失眠的主要人群。现有研究证据显示太极拳、八段锦等多种中医功法在干预或辅助干预失眠具有一定的效果,可以改善睡眠质量,增加入睡时间,提高睡眠效率,缓解日间功能障碍,减轻抑郁、焦虑症状,降低压力感知,提升个体对睡眠的满意度与整体幸福感,有助于促进身心健康与疾病康复。但由于当前的临床研究存在功法种类、干预人群、干预时间等多方面的临床异质性,以及研究设计与实施方面的方法学异质性,加上缺少长期随访或队列研究的终点事件结局指标证据,因而中医功法临床疗效的确定性并不高,还需更多大样本、高质量的临床证据来论证。

在安全性方面,中医功法干预失眠的安全性研究尚为少见。目前的研究证据中没有报告因不良事件而退出的病例,也没有出现严重不良事件的相关数据。同时,没有证据表明中医功法会加剧失眠病情。因此,可以认为中医功法在干预失眠的应用是安全的。

在干预方案方面,上述研究提示每周干预时长达到 3 小时以上是有积极影响的,但尚无最佳干预时长、频次、周期等的研究证据。目前临床研究中多采用 1~6 个月为周期,每周 2~4 次,每次 20~60 分钟为干预频次和时长。《失眠症中医临床实践指南》(2016)中提及放松功法具体操作方法,每天早晚各 1 次,20 分钟/次,逐步增加至 1~2 小时,指出对于失眠患者施用气功疗法最好在医院中进行,回家练习时一定要听从医学气功师的指导,不要采用动作较大的气功疗法,注意了解每一种气功疗法的禁忌证。出现气功偏差时,及时到医院治疗。

未来的研究还需深入探究中医功法干预失眠的最佳干预方案。

（宋婕）

参考文献

［1］ICD-11 for Mortality and Morbidity Statistics/Parasomnia Disorders ［EB/OL］.（2024-01）［2024-10-15］https://icd.who.int/browse11/l-m/en

［2］陆林.睡眠医学的研究进展[C]//中国心理学会.第二十届全国心理学学术会议——心理学与国民心理健康摘要集,中国重庆,2017：2.

［3］陆林.睡眠及睡眠障碍的研究进展[C]//中国睡眠研究会睡眠障碍专业委员会,首都医科大学宣武医院.第六届中国睡眠医学论坛暨中国睡眠研究会睡眠障碍专业委员会成立十周年论文汇编.中国北京,2015：9.

［4］李双艳,张斌.失眠障碍的研究现状与展望[J].实用医学杂志,2024,40(06)：731-737.

［5］中国睡眠研究会.中国失眠症诊断和治疗指南[J].中华医学杂志,2017,24(97)：1844-1856.

［6］国外精神科相关专家小组.2023 日本专家共识：失眠障碍的治疗策略[J].Front Psychiatry, 2023, 14：1168100.

［7］中国中医科学院失眠症中医临床实践指南课题组.失眠症中医临床实践指南（WHO/WPO）[J].世界睡眠医学杂志,2016,3(01)：8-25.

［8］唐启盛,孙文军,曲淼.中国民族医药治疗成人失眠的专家共识[J].北京中医药大学学报,2022,45(01)：21-28.

［9］Ko LH, Hsieh YJ, Wang MY, et al. Effects of Health Qigong on Sleep Quality：A Systematic Review and Meta-analysis of Randomized Controlled Trials ［J］. Complement Ther Med. 2022, 71：102876.

［10］侯江涛,郑鸿铭,严梓萁,等.八段锦干预失眠症患者疗效的 Meta 分析[J].广州体育学院学报,2022,42(02)：59-69

［11］Han D, Cheng J, Qu J, et al. Effectiveness of Taijiquan in Treating Insomnia：A Systematic Review and Meta-analysis of Randomized Controlled Studies ［J］. Frontiers in Psychiatry. 2022, 13：892453.

［12］Li L, Li X, Huang Y, et al . An RCT META Analysis Based on the Effect of Tai Chi Exercise Therapy on the Outcome of Elderly Patients with Moderate-to-Severe Sleep Disorders-A Systematic Review Study ［J］. Heliyon. 2024, 10(2)：e24085.

［13］张姝媛.八段锦锻炼对社区老年人群睡眠状况的短期影响[D].石家庄：河北医科大学,2018.

［14］Chen MC, Liu HE, Huang HY, et al. The Effect of a Simple Traditional Exercise Programme (Baduanjin Exercise) on Sleep Quality of Older Adults：A Randomized Controlled Trial ［J］. Int J Nurs Stud, 2012, 49(3)：265-273.

［15］Zeng Y, Xie X, Cheng ASK. Qigong or Tai Chi in Cancer Care：An Updated Systematic Review and Meta-analysis ［J］. Curr Oncol Rep, 2019, 21(6)：48.

［16］Kuo CC, Wang CC, Chang WL, et al. Clinical Effects of Baduanjin Qigong Exercise on Cancer Patients：

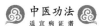

A Systematic Review and Meta-Analysis on Randomized Controlled Trials [J]. Evid Based Complement Alternat Med, 2021, 2021: 6651238.

[17] Irwin MR, Olmstead R, Carrillo C, et al. Tai Chi Chih Compared With Cognitive Behavioral Therapy for the Treatment of Insomnia in Survivors of Breast Cancer: A Randomized, Partially Blinded, Noninferiority Trial [J]. J Clin Oncol, 2017, 35(23): 2656 - 2665.

[18] Min Y, Jiaqi Y, Mingjun G, et al. Effects of Tai Chi on Sleep Quality as Well as Depression and Anxiety in Insomnia Patients: A Meta-Analysis of Randomized Controlled Trials [J]. International Journal of Environmental Research and Public Health, 2023, 20(4): 3074.

[19] 刘敏,李梓香,邓兴瑞,等.八段锦对原发性失眠伴焦虑患者临床康复的作用研究[J].世界中西医结合杂志,2018,13(04): 563 - 566.

[20] Ng SM, Yin MXC, Chan JSM, et al. Impact of Mind-body Intervention on Proinflammatory Cytokines Interleukin 6 and 1β: A Three-Arm Randomized Controlled Trial for Persons with Sleep Disturbance and Depression [J]. Brain Behav Immun. 2022, 99: 166 - 176.

第七章　肿　　瘤

肿瘤是指与正常机体组织生长、替代或修复需求不协调的一种异常或失控的细胞增殖。肿瘤的类型包括脑或中枢神经系统、造血或淋巴组织,以及其他组织器官的恶性肿瘤、原位肿瘤、良性肿瘤等[1]。本章主要涉及恶性肿瘤,即癌症的相关研究。

近年全球癌症疾病负担调查研究数据显示[2]:2019 年全球估计有 2 360 万新发癌症病例(较 2010 年增加 26.3%)和 1 000 万癌症死亡病例(较 2010 年增加病例 20.9%,病死率下降 5.9%)。癌症成为全球疾病总负担第二大原因,仅次于心脏血管疾病。其中疾病负担最主要的 5 类癌症是气管、支气管和肺癌,结直肠癌,胃癌,乳腺癌,肝癌。癌症疾病负担对个人、家庭、社区和卫生系统造成重大影响,特别是在中低收入地区,癌症发病率、病死率和负担不断增加。据预测,到 2040 年,全球 2/3 以上的癌症病例将发生在低收入和中等收入国家。中国癌症临床流行病学数据显示[3]:2016 年新发癌症病例达 406.4 万,其中男性癌症之中肺癌发病率居于首位,女性则是乳腺癌发病率最高;而从癌症病死率来看,不论男性还是女性,均以肺癌为最高;在男性是结直肠癌、前列腺癌次之;而女性是甲状腺癌次之。

癌症的主要治疗方式包括外科手术、放射治疗、化学治疗、靶向治疗和免疫治疗等。近年来,非药物疗法对改善患者症状及治疗中的不良反应的临床研究正在逐渐确认其有效性,其中太极拳、气功等中医功法干预癌症患者的相关研究逐年增多。美国国立综合癌症网络(NCCN)发布的《肿瘤生存临床实践指南(2023)》中将太极拳作为一项有益的轻度运动推荐给癌症患者,并建议伴有睡眠障碍或焦虑、抑郁、痛苦症状的癌症患者将太极拳作为行为和认知策略的备选方法(2A 级证据)。

本章主要对目前中医功法干预乳腺癌、肺癌及癌因性疲乏患者的临床研究证据进行总结和分析。

第一节
乳　腺　癌

乳腺癌是全球最常见的恶性肿瘤之一,也是女性癌症相关死亡的主要原因之一。它源于乳腺组织的增殖失控,主要发生在乳腺导管或小叶上皮细胞中。其发病涉及多种遗传和环境因素,如 BRCA1 和 BRCA2 基因突变、激素水平、生活方式及环境暴露。治疗通常包括手术切除与术后放疗,并根据患者的分子分型、复发风险、既往术前治疗选择相应的全身辅助性治疗,包括化疗、内分泌治疗和靶向治疗[4]。此外,康复治疗也是治疗过程中不可或缺的一部分,旨在帮助患者恢复机体生理功能、调整心理状态,以提高生活质量。

中医可以改善患者的症状,协同提高手术后恢复,减轻放疗、化疗、内分泌治疗、分子靶向治疗和分子免疫治疗的不良反应,并增加其疗效,调节患者的免疫功能和体质状况,防治肿瘤及肿瘤治疗相关的并发症,预防复发转移,提升生存质量,可能延长生存期,是乳腺癌治疗的重要辅助手段[4]。中医功法,如太极拳、气功等,也作为乳腺癌的辅助康复手段,近年来受到越来越多的关注,逐渐被乳腺癌诊治共识、指南纳入。如《三阴性乳腺癌中西医结合辅助强化治疗专家共识(2022)》推荐郭林气功、八段锦、太极拳等中医功法以提高患者生存质量、改善预后[5],《中国抗癌协会乳腺癌诊治指南与规范(2024)》提到中医非药物治疗中的情志调养配合适当的锻炼(太极拳、五禽戏等)有助于康复[4]。

本节通过文献检索和筛选,最终纳入 3 项系统评价、3 项随机对照试验(RCT)、1 项非随机对照研究,总结中医功法单独干预或联合其他疗法干预乳腺癌患者的临床研究证据,帮助读者了解其科学性、适用性、安全性和可行性。

中医功法干预乳腺癌证据总结

（一）太极拳干预乳腺癌术后/放化疗后患者是否安全、有效？

一项系统评价评估太极拳对于女性乳腺癌术后患者的影响，纳入 15 项 RCT，共 885 例乳腺癌改良根治术后、化疗、放疗或内分泌治疗患者[6]。Meta 分析结果显示，与非运动疗法（常规康复、常规护理、心理疗法、标准支持疗法）相比，太极拳或太极拳结合常规康复可以改善乳腺癌患者的生活质量量表（MOS SF‐36、WHOQOL‐BREF、FACIT‐F、FACT‐B、GQOLL 74）评分[SMD=0.37，95% CI(0.15，0.59)，I^2=0%]，缓解疲劳[SMD=−1.11，95% CI(−1.53，−0.69)，I^2=30%]。亚组分析提示，患者练习太极拳 3 周以后可增强肩关节功能[SMD=1.08，95% CI(0.28，1.87)，I^2=91%]；12 周以后可进一步改善肩关节功能[SMD=1.34，95% CI(0.43，2.25)，I^2=92%]，并改善疼痛程度[SMD=0.30，95% CI(0.08，0.51)，I^2=0%]、手臂力量[SMD=0.44，95% CI(0.20，−0.68)，I^2=16%]和焦虑[MD=−4.90，95% CI(−7.83，−1.98)，I^2=0%]。由于原始研究存在偏倚风险、样本量较小等问题，因此太极拳单独或联合常规康复改善女性乳腺癌患者生活质量、疼痛、疲劳、焦虑、肩关节功能、上肢力量疗效的确定性（根据 GRADE 系统评估）不高，证据级别为极低。

一项系统评价评估太极拳对女性乳腺癌患者生活质量和心理症状的影响，纳入 15 项 RCT，共涉及 1 156 例 I—Ⅲ期乳腺癌术后患者[7]。Meta 分析结果显示，与对照组（常规护理、心理疗法、假气功、常规康复）比较，太极拳单独或联合常规康复与力量训练有助于改善生活质量[SMD=0.35，95% CI(0.15，0.55)，I^2=0%]、焦虑[SMD=−4.25，95% CI(−5.88，−2.63)，I^2=0%]、疲劳[SMD=−0.87，95% CI(−1.50，−0.24)，I^2=80.9%]、肩关节功能[SMD=1.12，95% CI(0.65，1.60)，I^2=85%]，但对抑郁、睡眠质量、认知功能和炎性细胞因子的影响没有组间差异。采用 GRADE 系统评估太极拳对女性乳腺癌患者疗效的确定性时,由于研究之间存在的异质性高、样本量较小等问题,因而尚未得到高级别证据,其中对生活质量、焦虑的改善均为中等级别,对疲劳、睡眠质量的改善均为低级别,对抑郁、肩关节功能的改善为极低级别。

一项在美国开展的 RCT 研究失眠认知行为疗法(CBT－I)与太极拳(TCC)对乳腺癌失眠患者的疗效对比[8]。90 例患者被随机分为 CBT－I 组和 TCC 组各 45 例,分别进行每周 120 分钟、连续 2 个月的训练指导以及 1 个月的技能巩固,在第 2、第 3 个月(治疗后)、第 6 和第 15 个月(随访)进行疗效评估。研究结果显示,TCC 组患者睡眠改善效果不逊于 CBT－I(详见第六章第一节"失眠"中"癌症失眠患者"内容);失眠治疗 15 个月后,TLR－4 诱导的单核细胞 IL－6、TNF 产生及其共表达减少,CTRA 表达谱降低,同时炎性基因转录水平降低,抗病毒基因转录水平上调(均 $P < 0.01$);与 CBT－I 相比,治疗后 15 个月,太极拳可以更大程度降低血浆 IL－6 表达水平($P < 0.05$)以及 TLR－4 诱导的单核细胞 IL－6 产生及其与 TNF 的共表达;与太极拳相比,CBT－I 可以更大程度增加抗病毒基因转录水平。研究提示治疗失眠可能会降低癌症幸存者患炎症相关并发症的风险。

一项在中国香港开展的先导性研究(单盲非随机临床试验),将香港武术艺术服务中心 11 名有气功经验的乳房切除术后患者(太极气功组)与 12 名社区癌症互助小组的患者(对照组)进行比较,观察太极气功十八式对乳腺癌术后上肢淋巴水肿、动脉阻力和血流速度的即刻效应[9]。太极气功组练习太极气功十八式,对照组静坐休息,6 分钟后直接测量患者手术受累上肢的周长,并用多普勒超声仪评估动脉阻力和血流速度。研究结果显示,太极气功组患者上臂、肘部、前臂和腕部的臂围较练功之前均有所下降($P < 0.05$),而对照组上臂和前臂的臂围则较之前略有增加($P < 0.05$),但两组比较没有显著差异($P > 0.0125$);太极气功组练功后动脉阻力指数(RI)较练功前下降 33.3%($P = 0.002$),而对照组无显著变化($P > 0.05$),但两组比较没有显著差异($P > 0.017$);太极气功组练功后最大收缩动脉血流速度(SV)和最低舒张动脉血流速度(DV)显著升高($P<0.05$),与对照组的组间差异接近显著性(RI:SV:$P=0.018$;DV:$P<0.001$)。研究提示,太极气功十八式可能可以一定程度改善乳腺癌术后上肢淋巴水肿和循环不良,但这种影响可能是暂时的,还需要大样本研究探索长期影响。

(二) 八段锦干预乳腺癌术后/ 放化疗后患者是否安全、有效?

一项系统评价评估八段锦对乳腺癌患者术后生活质量和心理健康的影响,纳入 7 项 RCT 进行 Meta 分析,涉及 450 例乳腺癌术后患者[10]。其中 4 项 RCT(232 例)的合并结果表明,与对照组(常规护理、拉伸运动)相比,八段锦组的乳腺癌患者生命质量量表(FACT - B)总分[WMD=5.70, 95% CI(3.11, 8.29), $I^2=35\%$]及躯体状况、功能状况两个维度的评分[WMD=1.83, 95%(CI 1.13, 2.53), $I^2=0\%$;WMD=1.58, 95% CI(0.77, 2.39), $I^2=0\%$]改善显著。2 项 RCT(125 例)合并结果表明,八段锦组的 SF - 36 生活质量调查表中身体职能和身体活力两位维度的评分[WMD=11.49, 95% CI(8.86, 14.13), $I^2=0\%$;WMD=8.58, 95%(CI 5.60, 11.56), $I^2=0\%$]改善显著(证据级别为中等)。3 项 RCT(191 例)合并结果表明,八段锦组的焦虑量表(SAS)评分[WMD=−8.02, 95% CI(−9.27, −6.78), $I^2=10\%$]改善显著(证据级别为低);2 项 RCT(131 例)合并结果表明,八段锦组的抑郁量表(SDS)评分[WMD=−4.45, 95% CI(−5.62, −3.28), $I^2=32\%$]改善显著(证据级别为低)。采用 GRADE 证据分级系统评估上述合并效应值的确定性时,由于各研究样本量较小、随机分组与盲法的问题导致偏倚风险,以及各研究之间的异质性问题,八段锦改善乳腺癌术后患者生活质量和心理健康的疗效尚未得到高级别证据。纳入的研究无不良事件报告。

一项在中国开展的 RCT 为观察八段锦锻炼对接受芳香化酶抑制剂(AI)治疗的乳腺癌患者的生活质量和睡眠质量的影响,将 72 例接受 AI 治疗 3 个月以上的患者随机分入八段锦组（36 例）和等待对照组（36 例）[11]。八段锦组进行每周 2 天，每天 90 分钟的健身气功八段锦锻炼，持续 12 周；等待对照组维持日常护理和日常活动，并避免进行任何八段锦运动，待 12 周等待期结束并测量结局指标之后可以参加八段锦课程。结果显示：八段锦组癌症患者生命质量测定量表（EORTC QLQ‐C30）、睡眠量表（PSQI）的总分及大部分维度评分均较锻炼前改善显著（$P<0.05$）；两组相比，八段锦组 EORTC QLQ‐C30 量表的躯体功能评分增加了 8.48 分，而对照组下降了 3.66 分（$P<0.01$）；在 EORTC QLQ‐C30 量表中的症状评分上，八段锦组的疲劳（$P=0.010$）、恶心/呕吐（$P=0.047$）、疼痛（$P=0.014$）、失眠（$P=0.020$）和腹泻（$P=0.038$）的改善也较对照组显著。研究期间未发现重大不良事件或并发症。

（三）郭林气功干预乳腺癌术后/放化疗后患者是否安全、有效？

一项在中国开展的 RCT 观察郭林气功对接受放疗的乳腺癌患者的生活质量的影响[12]，将 96 例患者随机分为气功组 49 名和等待对照组 47 名。在接受放疗的 5～6 周中，气功组每周参加 5 节 40 分钟的郭林气功课程。在放疗最后 1 周、放疗后 1 个月、3 个月的时候评估患者的抑郁症状（CES-D 量表）、疲劳（BFI 量表）、睡眠障碍（PSQI 量表）、总生活质量（FACT‐G 量表），检测皮质醇节律。研究结果显示，与对照组相比，气功组患者的抑郁症状更少（$P=0.05$），疲劳感更少（$P<0.01$），整体生活质量更好（$P<0.05$），然而在睡眠障碍和皮质醇节律方面没有观察到明显差异。

［小结］

乳腺癌术后常常会伴随一系列的并发症状，例如生活质量的降低、焦虑抑郁、上肢功能障碍、睡眠障碍等。当前研究证据初步显示，太极拳、八段锦、郭林气功等中医功法对乳腺癌术后病情稳定期、接受放疗或内分泌治疗的患者，具有提高生活质量、改善睡眠、缓解抑郁焦虑,以及减轻疲劳、疼痛、恶心呕吐、腹泻等症状的作用。关于乳腺癌患者疲劳及情绪问题的相关临床证据还可参看本章第二节"癌因性疲劳",与癌症患者睡眠障碍的相关临床证据还可参看第六章"睡眠-觉醒障碍"中的"失眠"一节。

目前临床证据涉及的乳腺癌患者多为亚裔,研究开展的地区多为中国境内以及美国,干预功法以太极拳、八段锦为多,干预时间以3～6个月为主,缺少长期(6个月以上)的随访数据。此外,大多数研究样本量较小,研究之间存在较高的异质性等问题,导致对总体研究结果的把握度降低,中医功法临床疗效尚未获得高确定性证据,还需要进一步开展具有严格方法和低偏倚风险的RCT,以提供更可靠的证据。

参考文献

[1] WHO. ICD-11 for mortality and morbidity statistics [EB/OL].

[2] Global Burden of Disease 2019 Cancer Collaboration; Kocarnik JM, Compton K, etc. Cancer Incidence, Mortality, Years of Life Lost, Years Lived with Disability, and Disability-Adjusted Life Years for 29 Cancer Groups From 2010 to 2019: A Systematic Analysis for the Global Burden of Disease Study 2019 [J]. JAMA Oncol. 2022 Mar 1; 8(3): 420-444.

[3] Rongshou Zheng, R Chen, B F Han, et al. Cancer Incidence and Mortality In China, 2016 [J]. Journal of the National Cancer Center. 2022: 2(1): 1-9.

[4] 中国抗癌协会乳腺癌专业委员会,中华医学会肿瘤学分会乳腺肿瘤学组.中国抗癌协会乳腺癌诊治指南与规范(2024年版)[J].中国癌症杂志,2023,33(12): 1092-1187.

[5] 万冬桂,马飞,陈冬天,等.北京乳腺病防治学会中西医结合专业委员会.三阴性乳腺癌中西医结合辅助强化治疗专家共识(2022版)[J].中国医学前沿杂志(电子版),2023,15(09): 21-29.

[6] Luo XC, Liu J, Fu J, et al. Effect of Tai Chi Chuan in Breast Cancer Patients: A Systematic Review and Meta-Analysis [J]. Front Oncol. 2020, 10: 607.

[7] Li W, You F, Wang Q, et al. Effects of Tai Chi Chuan Training on the QoL and Psychological Well-Being in Female Patients With Breast Cancer: A Systematic Review of Randomized Controlled Trials [J]. Front Oncol. 2023, 13: 1143674.

[8] Irwin MR, Hoang D, Olmstead R, et al. Tai Chi Compared with Cognitive Behavioral Therapy and the Reversal of Systemic, Cellular and Genomic Markers of Inflammation in Breast Cancer Survivors with Insomnia: A Randomized Clinical Trial [J]. Brain Behav Immun. 2024, 120: 159-166.

［9］Fong SS, Ng SS, Luk WS, et al. Effects of Qigong Exercise on Upper Limb Lymphedema and Blood Flow in Survivors of Breast Cancer：A Pilot Study ［J］. Integr Cancer Ther. 2014 Jan；13(1)：54－61. Epub 2013.

［10］Ye Xin-Xin, Ren Zi-Yang, Vafaei Somayeh, et al. Effectiveness of Baduanjin Exercise on Quality of Life and Psychological Health in Postoperative Patients with Breast Cancer：A Systematic Review and Meta-analysis. ［J］. Integr Cancer Ther, 2022, 21：15347354221104092.

［11］Liao J, Chen Y, Cai L, et al. Baduanjin's Impact on Quality of Life and Sleep Quality in Breast Cancer Survivors Receiving Aromatase Inhibitor Therapy：A Randomized Controlled Trial ［J］. Front Oncol. 2022, 12：807531.

［12］Chen Z, Meng Z, Milbury K, et al. Qigong Improves Quality of Life in Women Undergoing Radiotherapy for Breast Cancer：Results of A Randomized Controlled Trial ［J］. Cancer. 2013, 119：1690－1698.

第二节
肺　癌

肺癌,又称原发性支气管肺癌,是来源于支气管上皮、支气管黏液腺、细支气管上皮及肺泡上皮的恶性肿瘤[1]。肺癌是全球癌症发病与死亡的主要原因,男性和女性的死亡率均为最高。2020 年估计显示,全球有 180 万例肺癌死亡病例[2]。根据组织学分类,肺癌可分为鳞癌、腺癌、大细胞癌和小细胞癌(SCLC)等,前三类统称为非小细胞肺癌(NSCLC)。NSCLC 较为常见,约占 75%[3],5 年生存率为 22.8%～33.1%[4];SCLC 不太常见,但常常生长迅速,约占 25%[3],5 年生存率约为 8.6%[4]。

肺癌的常见症状为咳嗽、胸痛、呼吸短促、咳血、疲劳、不明原因的体重减轻,以及肺部感染不断复发,治疗方法主要包括手术、放疗、化疗、靶向治疗和免疫疗法[2]。NSCLC 一般首选手术治疗,辅以放化疗;SCLC 强调综合治疗,以化疗为主[3]。但由于肺癌在早期阶段不易被发现,较多患者在临床确诊时已不能手术切除而需要采取综合治疗。因此,除了上述疗法以外,还可结合中医药、心理、营养、姑息、康复等治疗手段,以此提高患者生活质量,延长生存时间。

近年来,中医功法也受到专家的推荐,如《肺癌中西医结合诊疗专家共识(2021)》[5]认为患者在生活护理上可以进行八段锦、太极拳等传统养生气功锻炼,以疏通经络,改善气血,缓解焦虑,强身健体,促进患者脏腑恢复。《老年肺癌护理中国专家共识(2022)》[6]对于老年肺癌患者化疗导致的便秘及癌因性疲乏的问题,建议患者化疗期间在行为方式的调整上可以进行散步、太极拳等锻炼计划。

本节通过文献检索和筛选,最终纳入 4 项系统评价、3 项随机对照试验(RCT)、1 项非随机对照研究,总结中医功法干预肺癌患者的临床研究证据,帮助读者了解其科学性、适用性、安全性和可行性。

中医功法干预肺癌证据总结

(一) 中医功法干预肺癌术后/ 放化疗后患者是否安全、有效?

一项系统评价评估中医功法对肺癌患者的影响,纳入 11 项 RCT(八段锦 6 项、太极拳 2 项、六字诀 2 项、五禽戏 1 项)进行 Meta 分析,涉及 751 例肺癌术后或接受放疗化疗的患者[7]。结果显示,与对照组相比,中医功法可以改善患者第 1 秒用力呼气容积(FEV1)、用力肺活量(FVC)、FEV1/FVC、6 分钟步行距离(6 MWD)和生活质量,但各研究之间存在较高异质性。不同干预方法的亚组分析表明:相较于常规护理,八段锦可以改善患者 FEV1、FVC[2 项 RCT,161 例;MD=0.22, 95% CI(0.03, 0.42),$I^2=0\%$;MD=0.29, 95% CI(0.02,0.57),$I^2=17\%$],增加患者 6 MWD[4 项 RCT,296 例;MD=33.47, 95% CI(22.56, 44.37),$I^2=0\%$],提高生活质量[2 项 RCT,180 例;MD=9.42, 95% CI(6.23, 12.60),$I^2=61\%$];六字诀可以改善患者 FEV1、FVC、FEV1/FVC[1 项 RCT,78 例;MD=0.82, 95% CI(0.61, 1.03);MD=11.11, 95% CI(7.80,14.42)],提高生活质量[1 项 RCT,58 例;MD=22.78, 95% CI(17.91,

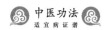

27.65)]。

一项系统评价评估身心锻炼(八段锦、太极拳、气功、瑜伽)对肺癌患者的影响,纳入 11 项 RCT,涉及 897 例肺癌术后或接受放疗化疗的患者[8]。Meta 分析结果表明,与常规护理组相比,5 项研究(八段锦 2 项,五禽戏、太极、瑜伽各 1 项,346 例)提示试验组的 6 分钟步行距离得到提高[WMD:18.83,95% CI(7.55,30.10),$I^2 = 60\%$],4 项研究(八段锦 3 项,气功 1 项,362 例)提示试验组焦虑水平下降[SMD:−1.51,95% CI(−1.74,−1.27),$I^2 = 35\%$],6 项研究(八段锦 2 项,太极拳、五禽戏、气功、瑜伽各 1 项,594 例)提示试验组整体生活质量得到提高[SMD:0.71,95% CI(0.10,1.31),$I^2 = 92\%$]。由于研究之间的异质性、偏倚风险等原因,证据的确定性较低(GRADE 分级系统)。

(二) 八段锦干预肺癌术后/放化疗后患者是否安全、有效?

一项系统评价评估八段锦对非小细胞肺癌术后/放化疗后患者的临床有效性,纳入 6 项 RCT,涉及 322 例患者[9]。Meta 分析结果表明,与对照组(常规治疗及护理、健康教育,或无干预)比较,八段锦或八段锦结合抗阻训练可以改善患者 FEV1[2 项 RCT,78 例,SMD = 0.53,95% CI(0.13,0.94),$I^2 = 30\%$]、FVC[2 项 RCT,78 例,SMD = 0.58,95% CI(0.17,0.98),$I^2 = 0\%$]、6 MWD[6 项 RCT,322 例,SMD = 0.56,95% CI(0.34,0.79),$I^2 = 16\%$]、焦虑自评量表 SAS 评分[3 项 RCT,164 例,SMD = −1.18,95% CI(−1.51,−0.85),$I^2 = 0\%$]。

一项系统评价评估八段锦对非小细胞肺癌术后患者的临床有效性,纳入 7 项 RCT,涉及 437 例患者[10]。Meta 分析结果表明,与对照组(常规护理、中药治疗、健康教育或无干预)比较,八段锦、八段锦结合中药、八段锦结合音乐疗法或八段锦结合个人运动可以改善患者 6 MWD[7 项 RCT,437 例,WMD = 21.73,95% CI(16.07,27.40),$I^2 = 31\%$]、焦虑量表 SAS 评分[4 项 RCT,WMD = −9.23,95% CI(−10.13,−8.32),$I^2 = 30\%$]、抑郁量表 SDS 评分[5 项 RCT,

$WMD=-4.67$，95% CI$(-7.39,-1.95)$，$I^2=91\%$]、肺功能测试的 FEV1 和 FVC[2 项 RCT，$WMD=0.17$，95% CI$(0.06,0.28)$，$I^2=0\%$；$WMD=0.18$，95% CI$(0.06,0.30)$，$I^2=0\%$]，以及生活质量量表 FACT-L4.0 中的生理状况评分[$WMD=3.94$，95% CI$(2.89,4.99)$，$I^2=49\%$]、情感状况评分[$WMD=3.73$，95% CI$(0.57,6.90)$，$I^2=94\%$]、功能状况评分[$WMD=7.23$，95% CI$(6.07,8.38)$，$I^2=19\%$]和总分[$WMD=14.96$，95% CI$(0.35,29.57)$，$I^2=96\%$]；但在改善患者 Borg 呼吸困难评分、FEV1/FVC、FACT-L4.0 中的社会/家庭状况评分、附加的关注状况评分与对照组比较，差异无统计学意义（$P>0.05$）。

一项在中国开展的随机对照试验（RCT）观察八段锦气功对改善ⅢA 期及以下非小细胞肺患者术后生活质量的影响[11]，把 216 例患者随机分为八段锦组、常规呼吸训练组各 108 例。八段锦组患者接受一周健身气功八段锦指导后，在家自行练习，每天 2 次，每次 30 分钟，每周 4 天，持续 12 周，并有专业人员定期检查并及时纠正动作。常规呼吸训练组患者进行唇缩呼吸（每天 2 次，每次 10 分钟）和简单深吸气训练器（每天 2 次，每次 15 分钟），并被鼓励适当身体活动。结果显示：与干预前的指标相比，两组干预后的肺功能（FEV1、FVC）、6 MWD、Piper 疲劳量表评分和 Borg 呼吸困难评分均显著改善（$P<0.05$）；；八段锦对 FEV1 和 Piper 疲劳量表评分的改善优于常规呼吸训练（$P<0.05$），对 FVC%、6 MWD 和 Borg 评分的改善与常规呼吸训练无显著差异（$P>0.05$）。

（三）太极拳干预肺癌术后/放化疗后患者是否安全、有效？

一项在中国香港开展的随机对照试验（RCT）观察太极拳对Ⅲb 期或Ⅳ期非小细胞肺患者的临床疗效[12-14]，将 226 名患者随机分为太极拳组 76 人、运动组 75 人和自我管理对照组 75 人。太极拳组进行每周 2 次 60 分钟的小组课程，引导患者每日练习 16 式杨氏太极拳；运动组进行每月 2 次 60 分钟的小组课程,鼓励患者每周至少进行 150 分钟的中等强度有氧运动,并每隔一天做 2—3 组肌力训练;对照组每周进行常规护理,给予 WHO 关于身体活动的推荐,即每周至少 150 分钟中等强度有氧运动。试验持续 4 个月,试验后继续随访至第 12 个月。睡眠质量的分析结果显示[12]:三组在第 4 个月和第 12 个月时匹兹堡睡眠质量指数(PSQI)均较试验初期有显著改善($P < 0.001$);与对照组相比,太极拳组第 4 个月、12 个月的 PSQI 评分显示更显著的改善效果($P < 0.001,P < 0.001$),运动组第 4 个月、12 个月的 PSQI 评分也显示更显著的改善效果($P < 0.001,P = 0.02$);与运动组相比,太极拳组第 4 个月、12 个月的 PSQI 评分改善效果更显著($P = 0.02,P < 0.001$)。同时,分析三组的 1 年生存率,显示太极拳组的中位生存时间为 49.18 周(95% CI, 47.32—51.05 周),运动组为 47.76 周(95% CI, 45.24—50.28 周),对照组为 44.20 周(95% CI, 41.04—47.36 周),三组之间的总体生存率存在显著性差异($P = 0.005$)。癌症患者生命质量测定量表(QLQ - C30 和 QLQ - LC13)中呼吸困难评分的分析结果显示[13]:与对照组相比,太极拳组在第 4 个月、12 个月显著改善了整体呼吸困难($P = 0.03,P = 0.01$),但运动组未显著改善;与对照组相比,太极拳组和运动组在第 12 个月时均显著缓解了肺癌特异性的呼吸困难($P < 0.001,P = 0.01$)。该试验的认知障碍患者亚组(太极拳组 48 例、运动组 49 例、对照组 54 例)分析显示[14],在 QLQ - C30 认知功能评分的改善效果上,运动组在第 4 个月、12 个月时与对照组相比无显著性差异,而太极拳组在第 4 个月时认知功能评分优于运动组和对照组($P < 0.001,P < 0.001$),第 12 个月时也优于运动组和对照组($P = 0.05,P < 0.001$);对于认知功能障碍风险因素(睡眠障碍、疲劳、焦虑和抑郁)的中介效应分析提示,第 4 个月时,焦虑的改善在太极拳改善认知功能过程中有显著的部分中介作用($P < 0.05$);第 12 个月时,睡眠障碍、疲劳、焦虑和抑郁的改善在太极拳改善认知功能过程中有显著的部分中介作用($P < 0.05$)。整个研究过程中没有发生不良事件。

（四）六字诀对肺癌术后/放化疗后恢复的影响如何？

一项在中国开展的前瞻性倾向评分匹配研究，观察中药结合六字诀运动对早期（Ⅰa 和 Ⅰb 期）肺癌术后患者生理症状和生活质量的临床疗效[15]。该研究纳入 183 例视频辅助胸腔镜手术（VATS）后 4～6 周且未进行化疗、放疗或靶向治疗的非小细胞肺癌患者，根据患者意愿分为试验组（73 例）和对照组（110 例）。所有患者均根据《胸外科围术期气道管理中国指南（2020）》接受对症和支持性的西医治疗。对照组患者接受康复教育，并在家进行至少每天一次、每次 30 分钟的呼吸训练；试验组患者接受中药辨证治疗，并结合每日至少一次、每次 30 分钟的改良六字诀气功锻炼。经过 8 周的治疗和观察，结果显示：试验组 QLQ-C30 和 QLQ-LC13 量表中的整体健康状态、呼吸困难的评分改善优于对照组（$P<0.05$），试验组莱斯特咳嗽量表（LCQ）中的咳嗽评分（$P=0.006$）、爬楼梯时的呼吸困难评分（$P=0.004$）和疼痛评分（$P=0.002$）改善优于对照组。

一项在中国开展的 RCT 观察六字诀呼吸训练对早期（Ⅰ期和Ⅱ期）肺癌术后患者呼吸功能及快速康复的作用[16]，将 86 例胸腔镜下术后肺癌患者随机分为试验组和对照组各 43 例。对照组进行常规干预，包括健康宣教、心理干预及呼吸训练（缩唇呼吸、腹式呼吸）。试验组在对照组干预措施基础上加上六字诀呼吸操训练，每个字重复 6 次，早晚各练习 3 遍，持续练习 7 天。结果显示：与干预前相比，两组肺功能指标（FEV1、FVC、FEV1/FVC、PEF）、血气指标（$PaCO_2$、PaO_2）、炎症因子（IL-10、IL-8、TNF-α）均有所改善（$P<0.05$）；与对照组相比，六字诀呼吸操联合常规干预对肺功能指标、血气指标、炎症因子的改善更显著，两组差异有统计学意义（$P<0.001$）。

［小结］

当前研究证据初步显示，八段锦、太极拳、六字诀等中医功法对肺癌术后或接受放化疗治疗的患者,具有改善肺功能和机体功能状态、增加提高生活质量、缓解疲劳和焦虑情绪的作用。其中,八段锦应用于 NSCLC 术后患者的综合治疗临床研究相对较多,已有学者开展 RCT 的系统评价,肯定八段锦在改善机体功能与提高生活质量方面的临床作用。而太极拳与六字诀的相关临床研究尚未形成系统评价,但当前 RCT 已初步提示太极拳对晚期肺癌患者具有改善睡眠、呼吸困难、认知功能、提高生活质量、延长生存时间的作用,六字诀配合中药对早期肺癌患者可以起到改善呼吸困难、咳嗽、疼痛、肺功能与血气指标的作用。

总体来看,中医功法干预肺癌的临床研究数量并不多,且大部分研究样本量较小,观察或随访时间较短,研究之间尚存在较高的异质性,基于 RCT 的 Meta 分析结果把握度并不高。因此,还需要进一步开展更多设计规范与实施良好的 RCT 研究,为中医功法是否可以提高肺癌患者生活质量、延长生存时间提供更可靠的证据。

肺癌术后的肺康复治疗尚处于探索阶段,且受到场地、设备和专业人员的限制。基于家庭的肺康复方法研究中,已虑及中医功法的身心锻炼特点与优势。对于不同的癌症患者,如何选择中医功法,如何设定锻炼时间、时长、频率等实施性问题,值得未来研究进行探索。

参考文献

[1] 韩俊庆.临床肿瘤学指南[M].济南:山东科学技术出版社,2016:16.
[2] WHO.肺癌[EB/OL](2023-06-26)[2024-09-30]. https://www.who.int/zh/news-room/fact-sheets/detail/lung-cancer.
[3] 陈绍水,李宝生.肿瘤学[M].北京:人民卫生出版社.2017:250.
[4] Surveillance Research Program, National Cancer Institute. Lung and Bronchus SEER 5-Year Relative Survival Rates, 2014-2020 [EB/OL] (2024-06-27)[2024-09-30]. https://seer.cancer.gov/statistics-network/explorer/.
[5] 林丽珠,王思愚,黄学武.肺癌中西医结合诊疗专家共识[J].中医肿瘤学杂志,2021,3(06):1-17.
[6] 李梅,陈军,杨梅,等.老年肺癌护理中国专家共识(2022版)[J].中国肺癌杂志,2023,26(03):177-192.

[7] 苗迪,韩琳,刘潇,等.中医运动疗法对肺癌患者肺功能、运动耐量及生活质量干预效果的 Meta 分析[J].临床医学研究与实践,2024,9(25):1-5+142.

[8] Sun J, Chen D, Qin C, et al. The Effect of Mind-Body Exercise in Lung Cancer Patients：A Meta-Analysis of RCTs. Support Care Cancer. 2023 Oct 23；31(12)：650.

[9] 胡安华,顾非.八段锦应用于非小细胞肺癌的 Meta 分析[J].国际医药卫生导报,2023,29(4)：465-470.

[10] 张雪,鲁秋盈,许淼,等.八段锦改善非小细胞肺癌术后康复效果的 Meta 分析[J].现代医药卫生,2024,40(14)：2432-2437+2443.

[11] Xu J, Li X, Zeng J, et al. Effect of Baduanjin Qigong on Postoperative Pulmonary Rehabilitation in Patients with Non-Small Cell Lung Cancer：A Randomized Controlled Trial [J]. Support Care Cancer. 2023 Dec 30；32(1)：73.

[12] Takemura N，Cheung DST, Fong DYT，et al. Effectiveness of Aerobic Exercise and Tai Chi Interventions on Sleep Quality in Patients with Advanced Lung Cancer：A Randomized Clinical Trial [J]. JAMA Oncol. 2024 Feb 1；10(2)：176-184.

[13] Takemura N，Cheung DST, Fong DYT, et al. Tai Chi and Aerobic Exercise on Cancer-Related Dyspnea in Advanced Lung Cancer Patients：A Randomized Clinical Trial [J]. J Pain Symptom Manage. 2024 Aug；68(2)：171-179.

[14] Akemura N，Cheung DST, Fong DYT，et al. Comparative Effect of Tai Chi and Aerobic Exercise on Cognitive Function in Advanced Lung Cancer Survivors with Perceived Cognitive Impairment：A Three-Arm Randomized Controlled Trial with Mediation Analysis [J]. J Cancer Surviv. 2024 May 1.

[15] Qi A, He Y, Gu Y, Zhang C, et al. Chinese Herbal Medicine Combined with Liuzijue Exercise in Physiological Rehabilitation After Video-Assisted Lung Lobectomy for Cancer：A Prospective Propensity Score Matching Study [J]. Integr Cancer Ther. 2024 Jan-Dec；23：15347354241261977.

[16] 张清云,徐刚.六字诀呼吸训练对胸腔镜下肺癌术后患者呼吸功能及快速康复的作用[J].中华养生保健,2024,42(04)：66-68+75.

第三节

癌 因 性 疲 乏

癌因性疲乏(cancer-related fatigue，CRF)是癌症患者整个患病周期中最为常见的伴随症状,且持续时间长,通常定义为持续、主观的身体、认知和情感上的疲惫或衰竭感,与癌症或其治疗相关,并且无法通过休息或睡眠充分缓解,严重影响患者的生活质量和治疗依从性。CRF 的病因涉及诸多因素,包括癌症本身、化疗和放疗等治疗手段、心理压力、营养不良及共存疾病等。

CRF 的筛查与评估主要采用多种量表,如 10 点疲乏数值评分量表(NRS)、简明疲乏量表(BFI)、癌症患者生活质量测定量表(EORTC QLQ - C30)、疲乏症状量表(FSI)、癌症治疗性疲乏功能评估量表(FACT - F)、多维疲乏量表(MFI - 20)、多维疲乏症状量表(MFSI)、Piper 疲乏评分(PFS)等。

CRF 的干预主要包括非药物治疗和药物治疗。非药物疗法在管理 CRF 方面发挥着重要作用。常见的非药物疗法有运动疗法(适度的有氧运动、抗阻训练和柔韧性练习等)、按摩与针灸、心理干预(认知行为疗法、正念减压等)、营养支持(合理的营养摄入,特别是高蛋白、高维生素饮食)和睡眠管理等。

中医功法作为一种身心锻炼,在缓解 CRF 方面逐渐显示出积极效果。《中国癌症相关性疲乏临床实践指南(2021)》[1] 指出八段锦、太极拳和气功对 CRF 有一定益处,但目前证据强度均不够高。《癌症相关性疲乏诊断与治疗中国专家共识》[2] 认为太极拳、太极剑、八段锦、气功、五禽戏等中医导引术均能一定程度地缓解癌症患者的疲劳。美国国立综合癌症网络(NCCN)的《CRF 临床实践指南(2024)》[3] 建议癌症患者可以进行太极拳锻炼以改善生活质量和睡眠,进行太极拳或气功锻炼以短期减轻疲劳症状。

本节通过文献检索和筛选,最终纳入 1 项临床指南,3 项系统评价,5 项随机对照试验,总结中医功法干预癌症患者 CRF 的临床研究证据,帮助读者了解其科学性、适用性、安全性和可行性。

中医功法干预 CRF 的研究证据

(一) 中医功法干预 CRF 是否安全、有效?

美国临床肿瘤学会(ASCO)的《癌症成年幸存者疲劳管理指南(2024)》[4] 基于 5 项中医功法(太极拳、八段锦、站桩功)的 RCT 研究证据及专家意见,认为相较于传统护理、轻度运动或被动等待,中医功法可以改善各种癌症患者的疲劳评分,推荐临床医生建议成年癌症患者在癌症治疗过程中进行低到中等强度的太极拳或气功锻炼,以减轻 CRF(中等证据级别,强推荐)。

一项网状 Meta 分析比较多种非药物疗法干预 CRF 的疗效[5],纳入 182 项 RCT,涉及 18 491 例患者。结果显示:多模式治疗、气功和有氧运动的简易疲劳量表(BFI)评分均显著高于对照组[MD＝－2.05, 95％ CI(－3.64, －0.49);MD＝－2.03, 95％ CI(－3.36, －0.68);MD＝－1.55, 95％ CI(－2.52, －0.55)],其中气功的效果优于瑜伽[MD＝－1.74, 95％ CI(－3.31, －0.16)];综合社会心理疗法、气功、有氧＋抗阻训练对 FACT 量表/FACIT 疲劳量表的疲劳评分的改善均优于对照组[MD＝11.94, 95％ CI(21.94, 21.12);MD＝8.46, 95％ CI(1.40, 15.62);MD＝3.74, 95％ CI(1.23, 6.20)];有氧＋抗阻训练对 Piper 疲劳量表(PFS)评分的改善优于对照组[MD＝－1.28, 95％ CI(－2.51, －0.11)];有氧＋抗阻训练、认知行为疗法(CBT)对多维疲劳量表(MFI)评分的改善优于对照组[MD＝－1.50, 95％ CI(－2.42, －0.62);MD＝－1.55, 95％ CI(－2.83, －0.28)];综合社会心理疗法、多模式治疗和心理教育疗法对 EORTCQLQ － C30 量表的疲劳评分优于对照组[MD＝－10.15, 95％ CI(－18.64, －2.13);MD＝－11.63, 95％ CI(－18.42, －4.87);MD＝－9.77, 95％ CI(－16.29, －3.26)];基于正念的减压疗法对情绪状态问卷(POMS)疲劳评分的改善优于对照组[MD＝－4.17, 95％ CI(－8.73, －0.28)]。对各类疲劳量表改善效果的排序情况的综合分析表明,多模式治疗、认知行为疗法(CBT)和气功疗法可能是减少癌症相关疲劳的最佳选择。

(二) 太极拳干预 CRF 是否安全、有效?

一项系统评价评估太极拳对癌症患者(乳腺癌、肺癌、前列腺癌)CRF 的影响[6],纳入 6 项 RCT,共 373 例患者,Meta 分析结果显示:与常规护理、轻度锻炼、假气功、社会心理学支持、健康教育相比,癌症患者在试验期练习太极拳对疲劳量表评分的短期改善（SCRF）显著［SMD＝－0.54，95％ CI（－0.75，－0.33），I^2＝32％］，但在随访期间的长期疲劳改善效果（LCRF）无显著差异。对于 SCRF 的亚组分析显示：3 项异质性较低的 RCT（156 例）提示太极拳锻炼对乳腺癌患者疲劳的改善优于对照组［SMD＝－0.50；95％ CI（－0.83，－0.18），I^2＝0％］，2 项异质性较低的 RCT（151 例）提示太极拳锻炼对肺癌患者疲劳的改善优于对照组［SMD＝－0.81；95％ CI（－1.13，－0.48），I^2＝0％］，1 项 RCT（66 例）提示太极拳锻炼对前列腺癌患者疲劳的改善于对照组无显著差异（p＝0.98）；相对于短期干预（8 周及以下），较长的干预时长（8 周以上）对 SCRF 的改善效果更优（SMD＝－1.08 和－0.36，均 P ＜ 0.05）；3 项异质性较低的 RCT（172 例）提示每周至少 180 分钟锻炼强度可以改善疲劳［SMD＝－0.52；95％ CI（－0.83，－0.22），I^2＝0％］。

一项在中国开展的 RCT 比较太极拳和抗阻训练对中老年癌症患者 CRF 和生活质量的影响[7]，将 120 名 55 岁以上且接受放化疗的癌症（肺癌、乳腺癌、胃癌）患者随机分为太极组（TC）、高强度抗阻训练组（HIRT）、低强度抗阻训练组（LIRT）和对照组各 30 例。TC 组进行简化 24 式太极拳锻炼，HIRT 组和 LIRT 组分别进行站立划船、卧推、站立上肢哑铃推举、躺着抬腿、俯卧抬腿和俯卧腿卷曲 6 个动作不同强度的抗阻训练，各组锻炼频次均为每周 3 天，每次 40 分钟；对照组保持原有的日常生活与活动。试验持续 12 周以后进行效果评估。结果显示：太极拳和抗阻力训练均可改善患者疲劳量表（BFI）评分和生活质量量表（QLQ‑CCC）评分（P＜0.05）；与 LIRT 和 TC 组相比，HIRT 组患者在增加肌肉力量、降低脂肪量、改善去脂体重方面的效果更优（P＜0.05）；TC 组患者下肢肌肉力量方面的改善显著高于 LIRT 组（P＜0.05）；TC 组患者在焦虑、抑郁、睡眠质量量表评分方面的改善优于 HIRT、LIRT 组（P＜0.05）。

一项在美国开展的双盲 RCT 观察太极气功对乳腺癌患者 CRF 的影响[8]，将 101 例术后或放化疗后的 0—Ⅲ期乳腺癌患者随机分入太极气功组（49 例）、假气功组（52 例）。太极气功组进行简化太极拳与气功锻炼，教学上强调三调

(调身、调息、调心);假气功组进行相似动作的康复操练习,教学上强调身体的定位而不涉及三调内容。两组在 12 周内分别参加 14 次时长 60 分钟的培训课程,并在家中进行每天至少 30 分钟、每周 5 天的练习。试验采用疲劳症状量表(FSI)评估太极气功对患者疲劳、情绪和睡眠障碍的影响。两组干预方案均被称为"复元运动(Rejuvenating Movement)",以保证盲法的实施。研究结果显示,与对照组相比,太极气功组在干预 12 周后($P=0.005$)和随访 3 个月($P=0.024$)的疲劳度明显下降,但抑郁和睡眠质量的改善不显著($P>0.05$)。随着时间的推移,两种干预方法在抑郁和睡眠质量方面都有所改善(P 值均小于 0.05)。

一项在中国开展的 RCT 观察太极拳对接受放化疗鼻咽癌患者 CRF 的影响,将 114 例晚期鼻咽癌患者随机分入太极拳组与对照组(各 57 例)[9]。所有患者接受 2 个周期的诱导化疗、6 个周期的放疗联合化疗。放化疗期间,太极拳组患者进行每周 5 次、每次 1 小时的简化 24 式太极拳锻炼,对照组患者接受常规护理。结果显示:与常规护理相比,太极拳对患者多维疲劳症状量表简表(MFSI - SF)总分、4 个维度评分(一般、身体和情绪疲劳以及活力)的改善更显著($P<0.01$);在反应心脏自主神经调节的心率变异性(HRV)指标上,太极拳可显著降低 nLF/nHF 比值($P<0.05$)。线性回归分析表明,MFSI - SF 总分与nLF/nHF 比值显著相关($P<0.01$)。

(三) 八段锦干预 CRF 是否安全、有效?

一项系统评价评估八段锦锻炼对癌症患者的临床效果,纳入 10 项 RCT 研究,涉及 811 例癌症患者(乳腺癌、肺癌、结直肠癌、急性白血病等)[10]。其中 5 项异质性较低的 RCT(370 例)的 Meta 分析结果显示:与对照组(常规护理、常规康复、日常活动)相比,八段锦锻炼或八段锦联合对照组干预措施对患者疲劳(BFI 量表)的改善更显著[$OR=0.27$, 95% $CI(0.17, 0.42)$, $I^2=0\%$]。根据 GRADE 系统评估,由于所纳入的 RCT 均在中国进行,主要研究人群为中国癌症患者,而且这些研究因缺少盲法而导致实施和测量偏倚风险的存在,因此八段锦改善 CRF 的证据级别为低。

一项在中国开展的 RCT 观察八段锦锻炼对鼻咽癌患者在化放疗后身体和心理恢复的影响[11],将 88 例放化疗后鼻咽癌患者随机分为八段锦组和对照组各 44 例。所有患者均接受常规护理,对照组患者保持原有的生活方式;八段锦组患者在常规护理的基础上,于住院期间接受健身气功八段锦的培训,出院后进行居家八段锦锻炼,每次 40 分钟,每周 5 天,持续 12 周。研究采用鼻咽癌患者生存质量 FACT - H&N 量表评估患者的生活质量,采用多维疲劳清单-20(MFI-20)评估患者的疲劳情况,采用放射治疗并发症评分表评估患者放化疗后的并发症情况。结果显示:与对照组相比,八段锦锻炼可显著改善患者的生活质量量表(FACT - H&N)的总分($P = 0.005$),以及社会/家庭状况($P = 0.028$)、情感状况($P = 0.010$)和头颈癌子量表评分($P = 0.032$),改善效果为小到中等;显著改善多维疲劳量表(MFI-20)的总分($P = 0.021$)、心理疲劳($P = 0.020$)和身体疲劳($P = 0.035$)评分,改善效果为小到中等,但对精神疲劳的改善未达到显著差异;显著改善睡眠质量量表(PSQI)总分($P = 0.014$)。整个研究过程中,没有报告任何不良事件。

一项在中国开展的 RCT 观察八段锦结合吸入芳香疗法应用于胃肠道肿瘤化疗后中重度 CRF 的效果[12]。试验将 80 例患者随机分为芳香疗法组与八段锦结合吸入芳香疗法组各 40 例。芳香疗法组予薰衣草精油吸入并置于枕边;八段锦结合吸入芳香疗法组在芳香疗法基础上,进行健身气功八段锦锻炼,每次 10～20 分钟,每周 5 次,持续 4 周。试验采用癌因性疲乏量表(CFS)评估患者疲乏症状,《中药新药临床研究指导原则》评估患者伴随症状,PSQI 和广泛性焦虑量表(GAD-7)评估睡眠质量与心理状况,EORTCQLQ - C30 评估生活质量。结果显示:在芳香疗法的基础上,结合八段锦锻炼可以更有利于改善 CFS、PSQI、GAD-7、EORTCQLQ - C30 评分,以及神疲乏力、气短懒言、失眠焦虑、倦怠自汗症状($P < 0.05$)。

[小结]

近年来,关于中医功法干预癌症患者的临床研究证据逐渐增多,主要关注于乳腺癌、前列腺癌、胃癌、肺癌、肝癌、白血病等术后或放化疗后癌症患者的干预效果,尤其是中医功法对癌症患者在 CRF 与生活质量方面的影响。根据当前研究证据,太极拳、八段锦等中医功法可在改善疲劳症状、提高生活质量的方面起到一定作用,且安全性较好。当前研究中未见严重不良事件报告。

关于中医功法干预的频次、时长、功法选择的推荐尚未形成。据现有研究提示,每次 30~40 分钟的功法练习,每周 3~5 天,维持 8 周及以上,可能更有利于缓解 CRF。

但这些研究大多存在样本量较小、实施与测量偏倚风险、观察时间较短等问题,尚不能为中医功法改善 CRF 疗效提供高确定性的证据,需要更多高质量的大样本临床研究,以提供确定性证据。目前已有几项注册的大规模样本 RCT 正在进行中。随着中医功法临床研究的增加,未来的系统评价可进一步考虑患者特征、肿瘤分期、治疗方法等因素之间的差异,从而进行同质性更好的 Meta 分析。

此外,当前的术后康复治疗存在经济成本较高的问题,中医功法在真实世界中的实施方法以及经济成本分析等问题,也非常值得开展研究进行探讨。

(石川明　朱音)

参考文献

[1] 中华医学会肿瘤学分会肿瘤支持康复治疗学组.中国癌症相关性疲乏临床实践诊疗指南[J].中国癌症杂志,2021,31(9):852-872.

[2] 中国抗癌协会癌症康复与姑息治疗专业委员会,中国临床肿瘤学会肿瘤支持与康复治疗专家委员会.癌症相关性疲乏诊断与治疗中国专家共识[J].中华医学杂志,2022,102(3):180-189.

[3] NCCN guidelines. Cancer-Related Fatigue:NCCN Clinical Practice Guidelines in Oncology. Version 2.

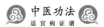

2024 [EB/OL]. [2024-09-30]. https://www.nccn.org/guidelines/guidelines-detail?category=1&id= 1424.

[4] Bower JE, Lacchetti C, Alici Y, et al. Management of Fatigue in Adult Survivors of Cancer: ASCO-Society for Integrative Oncology Guideline Update [J]. J Clin Oncol, 2024, 42(20): 2456-2487.

[5] Wu C, Zheng Y, Duan Y, et al. Nonpharmacological Interventions for Cancer-Related Fatigue: A Systematic Review and Bayesian Network Meta-Analysis [J]. Worldviews Evid Based Nurs, 2019, 16 (2): 102-110.

[6] 龙换平,袁冰华.太极拳对癌因性疲乏干预效果的 Meta 分析[J].中国疗养医学,2022,31(10): 1034-1037.

[7] Cheng D, Wang X, Hu J, et al. Effect of Tai Chi and Resistance Training on Cancer-Related Fatigue and Quality of Life in Middle-Aged and Elderly Cancer Patients [J]. Chin J Integr Med, 2021, 27(4): 265-272.

[8] Larkey LK, Roe DJ, Weihs KL, et al. Randomized controlled trial of Qigong/Tai Chi Easy on cancer-related fatigue in breast cancer survivors [J]. Ann Behav Med, 2015, 49(2): 165-176.

[9] Zhou W, Wan YH, Chen Q, et al. Effects of Tai Chi Exercise on Cancer-Related Fatigue in Patients With Nasopharyngeal Carcinoma Undergoing Chemoradiotherapy: A Randomized Controlled Trial [J]. J Pain Symptom Manage, 2018, 55(3): 737-744.

[10] Kuo CC, Wang CC, Chang WL, et al. Clinical Effects of Baduanjin Qigong Exercise on Cancer Patients: A Systematic Review and Meta-Analysis on Randomized Controlled Trials [J]. Evid Based Complement Alternat Med, 2021, 2021: 6651238.

[11] Wen L, Chen X, Cui Y, et al. Effects of Baduanjin Exercise in Nasopharyngeal Carcinoma Patients after Chemoradiotherapy: A Randomized Controlled Trial [J]. Support Care Cancer. 2022, 31(1): 79.

[12] 方超,缪同霞.八段锦联合吸入芳香疗法在胃肠道肿瘤化疗后中重度癌因性疲乏病人中的应用[J].循证护理,2024,10(12): 2194-2197.

第八章　老年人跌倒

　　跌倒是全球面临的公共卫生问题。根据WHO数据，跌倒已成为全球非故意伤害死亡的第二大原因[1]。每年约有3 730万人因跌倒需要医疗护理，60岁以上人群是跌倒高危人群[1]。因跌倒而产生的经济成本是巨大的，每次跌倒受伤产生的平均医疗费用，芬兰和澳大利亚分别为每次3 611美元和1 049美元[1]。随着我国老龄化程度不断加深，跌倒问题尤其值得关注。据2021年发布的第七次全国人口普查结果显示，65岁及以上人口为19 064万人，占总人口的13.50%[2]。有研究显示，我国每年至少有2 000万老年人发生2 500万次跌倒，直接医疗费用在50亿元人民币以上，社会代价为160亿～800亿元人民币[3]。

　　跌倒是指突然发生的、不自主的、非故意的体位改变，倒在地面或者更低的平面上[4]，具有高发生率、高病死率的特点。WHO将跌倒引起的伤害分为致命和非致命的[1]，非致命性的伤害可表现为骨折、颅脑伤、软组织挫伤（瘀伤、撕裂伤）等，造成短期或者长期行动能力抑制。跌倒发生风险与年龄、性别、健康状况有一定关系，如老年人是跌倒高危人群；男性易死于跌倒，女性易遭受非致命性跌倒；慢性病虚弱人群更易发生跌倒。这使得跌倒预防更加复杂，因此在临床实践中还需对特殊人群予以关注。

　　目前，已经被研究和实践证明的针对老年人跌倒风险的重要筛查和评估工具包括：Berg平衡量表（Berg balance scale，BBS）、跌倒效能量表（fall efficiency scale，FES）、Hendrich Ⅱ跌倒风险评估量表（hendrich Ⅱ fall risk model，HFRM）、特异性活动平衡信心量表（Activities-specific balance confidence scale，ABC）、Morse跌倒风险预测量表（Morse fall scale，MFS）、托马斯跌倒风险评估量表（St Thomas's risk assessment tool，STRATIFY）、跌倒风险评估工具（falls risk assessment tool，FRAT）、约翰霍普金斯跌倒风险评估量表

(Johns Hopkins fall risk assessment tool，JHFRAT)、起立-行走计时测试
(time up and go test，TUGT)等。

　　由于老年跌倒的发生与老年人生理、心理、用药、生活习惯及周围环境等有
关,采取的预防措施也是多种多样,如健康教育、体育锻炼、改善环境、补充维生
素 D、激素替代疗法、营养支持、生活方式改变、规范用药等[5]。在众多预防老
年人跌倒的干预措施中,身体锻炼是主要的也是性价比最高的方法[6,7]。2022
年,世界跌倒指南(The World Falls Guidelines，WFG)特别工作组发布《世界
老年人跌倒预防和管理指南:一项全球倡议》,将"运动锻炼"评定为跌倒预防
推荐等级"1A",并建议将太极拳纳入跌倒预防运动方案,推荐等级是"1B"[8]。
(根据原文设定,"1A"指强烈推荐且证据质量高;"1B"指强烈推荐,证据质量中
等)。中国《老年人跌倒风险综合管理专家共识(2022)》中提出开展运动训练如
我国传统运动方式太极来降低老年人跌倒风险[9]。《预防老年人跌倒康复综合
干预专家共识(2017)》在"跌倒预防康复综合干预是预防老年人跌倒的重要对
策"中,认为开展太极拳锻炼可以增强平衡功能[10]。《中国社区平衡功能障碍
评定与康复治疗技术专家共识(2019)》针对社区慢性疾病患者提出,日常生活
中可以通过练太极拳、八段锦来整体提高核心控制力与平衡能力[11]。

　　本节通过临床研究证据检索与评价,最终纳入 1 份专家共识、1 份临床实
践指南、6 项系统评价、3 项随机对照试验,总结中医功法(主要是太极拳和八段
锦)预防老年人跌倒的临床研究证据,帮助读者了解其科学性、适用性、安全性
和可行性。

中医功法预防老年人跌倒证据总结

(一) 太极拳预防老年人跌倒是否安全、有效?

　　一项系统评价评估太极拳对预防老年人跌倒、平衡能力影响的有效性[12],
对 24 项随机对照试验进行 Meta 分析(其中干预组分为杨氏太极拳 10 项,孙氏

太极拳 6 项,陈式太极拳 1 项,无太极拳类型 7 项;对照组采用拉伸训练、抗阻训练、多模式运动、平衡训练或不干预,治疗时间在 2～12 个月),结果提示太极拳可以有效减少老年人跌倒发生次数[RR=0.76, 95％ CI(0.71, 0.82), I^2=25％, P<0.001],降低跌倒发生率[MD=−0.26, 95％ CI(−0.39, −0.13), I^2=61％, P<0.001];并能改善老年人的平衡能力指标,如起立−行走计时测试[MD=−0.69, 95％ CI(−1.09, −0.29), I^2=84％, P<0.001],功能性伸展测试[MD=2.69, 95％ CI(1.14, 4.24), I^2=96％, P<0.001],单腿平衡测试[MD=9.63, 95％ CI(5.87, 13.40), P<0.001],Berg 平衡量表[MD=1.80, 95％ CI(0.09, 3.51), P<0.05];太极拳训练也能提高老年人步态速度[MD=9.26, 95％ CI(1.00, 17.52), P<0.05]。但是,太极拳对简易体能状况量表[MD=−0.07, 95％ CI(−1.07, 0.93), P=0.89]、跌倒效能量表[MD=−0.07, 95％ CI(−0.49, 0.83), P=0.61]没有显著影响。亚组分析显示,太极拳对健康老年人和跌倒高危人群都有效(P<0.001),其有效性随着太极拳训练时间和频率的增加而增加。此外,杨式太极拳的效果明显优于孙式太极拳。所有纳入研究均未提及不良事件。

一项来自 cochrane 的系统评价评估太极拳预防社区老年人跌倒的效果[13]。Meta 分析结果提示,与常规护理或不干预组相比,有 7 项随机对照试验(2 655 例)显示太极拳干预后可以降低社区老人跌倒率[RaR=0.81, 95％ CI(0.67, 0.99), I^2=74％],GRADE 评估证据级别为低;有 8 项随机对照试验(2 677 例)显示太极拳干预后可以降低社区老人跌倒人数[RR=0.80, 95％ CI(0.70, 0.91), I^2=42％],GRADE 评估证据级别为高。纳入研究均未见不良事件发生。

一项系统评价纳入 17 项随机对照试验评估太极拳预防老年人跌倒的情况,并探讨太极拳的最佳干预量[14]。其中 13 项研究(4 035 例)的 Meta 分析结果提示,与常规护理(常规康复、中低水平运动)相比,太极拳可以有效降低老年人跌倒发生人数[RR=0.78, 95％ CI(0.73, 0.84), I^2=37％, P<0.001];进一

步的亚组分析提示，未改良太极拳的干预效果可能比改良太极拳效果好（$P<0.001$）；随着练习次数和时间的增加，干预效果提高，每次训练 1 小时，每周 3 次的干预频率效果优于每周 1 次与 2 次，总干预时间在 48 小时（4 个月）、72 小时（6 个月）、144 小时（12 个月）的干预效果优于总时间 48 小时以下者，结合较大样本量的研究结果，研究者认为最佳干预效应的干预总时间在 50～72小时。12 项研究（1 888 例）结果提示，太极拳提高老年人的动态平衡能力，缩短起立-行走计时测试［$MD=-0.79$，95% $CI(-1.08，-0.50)$，$I^2=42\%$，$P<0.001$］；进一步的亚组分析提示太极拳类型、干预频率、干预总时间对起立-行走计时测试结果的影响没有显著差异。

一项在美国俄勒冈州 7 个城镇和郊区开展的单盲、平行设计、随机临床试验为探索太极拳预防高风险老年人跌倒的有效性和安全性[15]。从 1 147 名 70岁或以上的社区居住成年人中筛选 670 名前一年跌倒或行动不便的人（97.2%为白人，65% 为女性），随机分入 TJQMBB（改良太极拳）组 224 例、MME（多模式运动）组 223 例、拉伸训练组 223 例。3 组干预措施在 15 个课堂同时开展，为期 24 周，2 次/周、60 分钟/次，不同干预措施分开进行，避免交叉。主要结局指标是跌到发生次数（指 6 个月后各组人群发生的跌倒次数），次要结局指标是iTUG 均值（新版起立-行走计时测试）、蒙特利尔认知评估、简易体能状况量表、坐-站持续时间。6 个月后，相对于拉伸训练组来说，TJQMBB 组［$IRR=0.42$，95% $CI(0.31，-0.56)$，$P<0.001$］和 MME 组［$IRR=0.60$，95% $CI(0.45，-0.80)$，$P=0.001$］的 IRR（跌倒发生率比）显著降低。与 MME 组相比，TJQMBB 组的跌倒减少了 31%［$IRR=0.69$；95% $CI(0.52，-0.94)$；$P=0.01$］。在试验过程中，课题组对不良事件进行记录，但均与干预措施无关。

一项在中国台湾开展的随机临床试验，为比较太极拳与下肢训练预防老年人跌倒的疗效差异[16]。研究对象是 456 名 6 个月前曾因跌倒而急诊就诊但能独立行走，年龄在 60 岁以上的老年人。随机分为 TCC 组（杨氏太极拳）228 例和 LET 组（下肢训练）228 例。太极拳和下肢训练均由专门的教导员带领老年人练习,每周一次,每次 60 分钟,连续 24 周。在干预的 6 个月及随访的 12 个月内,老年人被要求每天练习太极拳和下肢训练。主要结局指标为跌倒人数、首次跌倒时间、反复跌倒人数、每人每月跌倒次数、跌倒百分比、反复跌倒百分比,次要结局指标为握力、Tinetti 平衡、Tinetti 步态、国际跌倒疗效量表、老年抑郁症评分量表、简易精神状态检查量表。6 个月后,TCC 组发生跌倒的可能性明显低于 LET 组[IRR＝0.30, 95％ CI(0.15, −0.60)]。随访 12 个月后,TCC 组的效果仍然优于 LET 组[IRR＝0.32, 95％ CI(0.14, −0.71)]。研究者认为,居家持续锻炼太极拳比持续下肢训练在预防老年人跌倒上效果更为显著,且有效时间可长达 1 年。试验过程中,未报告不良事件。

《预防老年人跌倒康复综合干预专家共识(2017)》[10]建议开展太极锻炼以增强老年人平衡能力。该建议基于一项 Meta 分析[17],纳入了 13 项随机对照试验。分析纳入的治疗组干预措施为多种流派的太极拳,以杨式和孙式为主,对照组干预措施为不干预、健康教育或一般性物理治疗。研究人群年龄均在 60 岁以上,涉及 2 151 例,干预时长在 10～52 周间,太极拳锻炼每周至少 2 次,每次时长 20～90 分钟间。

《医院和疗养院的跌倒预防:临床实践指南(2022)》[18]中指出太极对降低跌倒发生次数没有显著影响,但是对跌倒恐惧有明显作用,建议害怕跌倒的住院或疗养院患者可以练习太极来缓解跌倒恐惧。

(二) 八段锦预防跌倒是否安全、有效?

一项系统评价纳入 11 项随机对照试验评估八段锦单独预防老年人跌倒的效果[19]。与对照措施(空白对照、散步、观看八段锦视频等)相比,有 7 项研究(447 例)结果提示八段锦单独干预能延长闭眼单脚站时间[MD＝2.53, 95％ CI(1.59, 3.47), $P<0.001$, $I^2=75\%$];有 6 项研究(418 例)结果提示八段锦单独干预可缩短起立-行走计时测试[MD＝−1.22, 95％ CI(−1.89, −0.55), $P<0.05$, $I^2=53\%$];有 3 项研究(381 例)结果提示八段锦单独干预能提高

中医功法
适宜病证谱

Berg 平衡量表评分[MD=4.20，95％ CI(3.29，5.11)，$P<0.001$，$I^2=39\%$]。但受纳入文献的质量及干预时间、方法不完全相同限制,该结论需后续开展更多高质量研究验证。

一项系统评价纳入 7 项随机对照试验进行 Meta 分析,评估八段锦预防社区老年人跌倒的效果[20]。其中 2 项社区人群(215 例)研究[MD=−1.45，95％ CI(−1.93，−0.97)，$I^2=0$，$P<0.000\ 01$]、2 项养老机构人群(139 例)研究[MD=−2.57，95％ CI(−2.90，−2.23)，$I^2=0$，$P<0.000\ 01$]结果均提示八段锦可以缩短起立-行走计时测试时间,2 项研究(224 例)结果提示八段锦可以提高 Berg 平衡量表评分[MD=2.34，95％ CI(1.29，3.40)，$P<0.000\ 1$],3 项研究(274 例)结果提示八段锦可以延长闭眼单脚站立时间[MD=2.11，95％ CI(1.90，2.32)，$P<0.000\ 01$],2 项研究(195 例)结果提示八段锦可以降低跌倒风险[MD=−0.53，95％ CI(−0.81，−0.24)，$P=0.000\ 3$]。但受纳入研究的数量与质量限制,该结论需更多高质量研究进一步验证。

一项在中国香港当地医院开展的单盲、随机对照试验观察八段锦是否能改善中风后老年人平衡障碍[21]。研究人员从当地医院门诊中心招募 58 名患有慢性脑卒中的成年人(平均年龄 62.5±11.8),随机分为实验组(29 例)和对照组(29 例)。实验组在教官带领下进行为期 8 周八段锦学习,每周 3 天,每次 50 分钟。经过 8 周学习训练后,实验组继续在家中进行为期 8 周的八段锦锻炼,每周 3 天,每次 50 分钟。对照组第 1 周在教官带领进行上肢和下肢伸展和呼吸练习,之后在家以每周 3 天的训练频率进行同样锻炼,持续 16 周。与跌倒相关的结局指标有简易平衡评定系统测试、起立-行走计时测试、5 次坐立试验、跌倒效能量表、稳定极限测试。第 16 周,实验组简易平衡评定系统测试结果出现明显改善[SMD=1.63，95％ CI(1.03，2.22)，$P<0.001$],其他指标如起立-行走计时测试、5 次坐立试验等与对照组相比未见明显改善,但与治疗前对比有显著变化($P<0.017$)。研究者认为,八段锦能有效改善平衡、腿部力量和灵活性,是一种安全和可持续的针对慢性中风患者的家庭锻炼。试验过程中,两组

均未报告不良反应。

一项网状 Meta 分析纳入 50 项随机对照试验评估 5 种康复运动对脑卒中患者运动能力有效性[22]。试验组采用常规康复训练联合运动疗法,包括太极拳、八段锦及水中运动、全身振动训练、体感互动训练。对照组采用常规康复疗法,包括平衡训练、针灸、按摩。结果提示,在脑卒中患者平衡能力方面,5 种康复运动均优于常规康复组($P<0.05$),八段锦排序最优。

［小结］

跌倒是威胁老年人生命健康的重要因素,非致死跌倒所造成的医疗损耗与经济成本的损失相当可观。尽管跌倒的干预措施种类繁多,但是运动疗法因其经济、副作用小等优点,日益受到重视。

中医功法在国内外已实践多年。这类以身心共同健康为导向的中国传统技术或许可以在那些以健康教育、环境改善为重点的干预措施之外,为患者跌倒预防提供更多选择。目前不同国家、不同专业协会已经制定一些指南或提供了一些诊疗建议,这些经过严格科学评价或专业讨论的指南和诊疗建议对临床医生以及患者根据不同人群、不同场所或者不同疾病状态的高风险跌倒老年患者做出临床决策提供了有价值的参考。但是由于当前缺乏独立的中医功法预防跌倒诊疗指南/方案,且现有诊疗指南/方案所引证的研究更新存在一定滞后性,因此本节通过设定两个临床问题系统查阅、筛选和更新研究证据,以进一步补充阐明中医功法预防跌倒的科学性、可行性、适用性和安全性问题。

基于现有证据可以认为:中医功法,主要是太极拳和八段锦预防跌倒是有效的,但也存在部分文献异质性高,证据质量整体较低,使得结果的可靠性有所降低。各研究之间有统计学异质性,可能是与纳入研究的差异性较大有关。如一项研究,老年人来源于社区和养老机构,当未将人群进行分组分析时,异质性较高,但根据人群来源的差异进行亚组分析后,异质性大大降低。可见,异质性问题可以通过规范纳入与排除标准,科学规范筛选文献过程,或者亚组分析来解决,从而提高证据质量。尽管目前关于中医功法预防跌倒的安全性研究不多,但是现有证据没有报告病例因不良事件而退出和严重不良事件,也没有数据表明中医功法会导致跌倒的发展。因此,在中医功法干预的适应证范围内应用和推荐是安全的。

既然中医功法预防老年人跌倒是有效的,那么如何选择不同类型的功法呢?现有证据提示,八段锦降低老年人的跌倒风险可能优于太极拳。八段锦在习练过程中注重"动静结合、刚柔并济",通过调身、调心、调息来行气血,从而疏经通脉、强身健体,实现人体阴阳平衡,符合中医整体观念和阴阳辩证的治疗原则[23],且八段锦习练中"调息"增加了大脑皮质的功能,促进了皮质-脑桥-小脑的神经回路的调节机制,从而使平衡能力得到训练,降低跌倒危险,预防减少跌倒及意外伤害。

关于中医功法最佳干预周期、频次、时长、方案等证据有限。纳入研究表明,每次练习 1 小时,每周 3 次,持续四个月,可以降低跌倒次数,提高平衡功能。

中医功法越来越广泛的应用于不同地区、不同种族、不同场所、不同病情老年人群跌倒预防。① 本节所纳入的研究证据来自不同国家和地区,如中国大陆、美国、中国香港、中国台湾等地区,涉及黄种人、白种人。证据提示中医功法对这些国家地区及人群种族均有一定效果。② 不同场所(医院、养老院、社区等)的环境因素不同。预防跌倒首要是进行环境管理,通过环境管理避免导致患者跌倒的环境高危因素,从而有效减少跌倒和跌倒严重伤害的发生。本节所纳入的研究证据提示中医功法可以提高社区老年人核心控制力与平衡能力,降低住院患者跌倒恐惧。对于不同场所,中医功法预防跌倒效果并不一致,还需更多高质量研究进一步验证。③ 慢性病(尤其是帕金森病、脑卒中后、头晕)患者容易发生跌倒。对于慢性病跌倒患者,通常首要任务是治疗慢性病。本节所纳入的研究证据推荐临床医师在治疗慢性病基础上适当选用中医功法可以预防跌倒。④ 老年患者是一个相对脆弱的群体，随着年龄的增长，老年人的平衡功能比其他生理功能的下降更为显著，是跌倒高危人群。全球多国老龄化问题吸引越来越多的研究团队关注中医功法预防老年人跌倒的临床疗效和安全性。本节纳入的证据提示中医功法是预防老年人跌倒的运动方式之一。

今后仍需更多关于中医功法预防跌倒的高质量研究证据，以满足临床需求、促进和指导临床医生和患者进行医疗决策。

（许吉）

参考文献

[1] World Health Organization. Falls [EB/OL]. (2021 - 4 - 26) [2024 - 9 - 24]. https://www.who.int/news-room/fact-sheets/detail/falls

[2] 第七次全国人口普查公报（第五号）——人口年龄构成情况[J].中国统计,2021(5)：10 - 11.

[3] 张庆来,张林.老年人跌倒的研究进展[J].中国老年学杂志,2016,36(1)：248 - 249.

[4] Gazibara T, Kurtagic I, Kisic-Tepavcevic D, et al. Falls, Risk Factors and Fear of Falling among Persons Older than 65 Years of Age [J]. Psychogeriatrics. 2017 Jul; 17(4)：215 - 223.

[5] Gillespie LD, Gillespie WJ, Robertson MC, et al. Interventions for Preventing Falls in Elderly People [J]. Cochrane Database Syst Rev, 2003, (4)：CD000340.

[6] Davis JC, Robertson MC, Ashe MC, et al. Does a Home-Based Strength and Balance Programme in People Aged >80 Years Provide the Best Value for Money to Prevent Falls? A Systematic Review of Economic Evaluations of Falls Prevention Interventions [J]. Br. J. Sports Med, 2010, 44：80 - 89.

[7] Son NK, Ryu YU, Jeong HW, et al. Comparison of 2 Different Exercise Approaches：Tai Chi Versus Otago, in Community-Dwelling Older Women [J]. J Geriatr Phys Ther, 2016, 39(2)：51 - 57.

[8] Montero-Odasso M, van der Velde N, Martin FC, et al. World Guidelines for Falls Prevention and Management For Older Adults：A Global Initiative [J]. Age Ageing, 2022, 51(9)：afac205.

[9] 皮红英,高远,侯惠如等.老年人跌倒风险综合管理专家共识[J].中华保健医学杂志,2022,24(6)：439 - 441.

[10] 预防老年人跌倒康复综合干预专家共识[J].老年医学与保健,2017,23(5)：349 - 352.

[11] 中国社区平衡功能障碍评定与康复治疗技术专家共识[J].中国老年保健医学,2019,17(4)：27 - 36.

[12] Chen W, Li M, Li H, et al. Tai Chi for Fall Prevention and Balance Improvement in Older Adults：A Systematic Review and Meta-Analysis of Randomized Controlled Trials [J]. Front Public Health, 2023, 11：1236050.

[13] Sherrington C, Fairhall NJ, Wallbank GK, et al. Exercise for Preventing Falls in Older People Living in the Community [J]. Cochrane Database Syst Rev, 2019, 1(1)：CD012424.

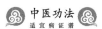

[14] 李振瑞,占超,郭超阳等.预防老年人跌倒的最佳太极拳运动量的 Meta 分析[J].时珍国医国药,2021,32(02)：504－509.

[15] Li F, Harmer P, Fitzgerald K, Eckstrom E, et al. Effectiveness of a Therapeutic Tai Ji Quan Intervention vs a Multimodal Exercise Intervention to Prevent Falls Among Older Adults at High Risk of Falling: A Randomized Clinical Trial [J]. JAMA Intern Med, 2018, 178(10): 1301－1310.

[16] Hwang HF, Chen SJ, Lee-Hsieh J, et al. Effects of Home-Based Tai Chi and Lower Extremity Training and Self-Practice on Falls and Functional Outcomes in Older Fallers from the Emergency Department-a Randomized Controlled Trial [J]. J Am Geriatr Soc, 2016, 64(3): 518－525.

[17] Leung DP, Chan CK, Tsang HW, et al. Tai Chi as an Intervention to Improve Balance and Reduce Falls in Older Adults: a Systematic and Meta-Analytical Review [J]. Altern Ther Health Med, 2011, 17(1): 40－48.

[18] Schoberer D, Breimaier HE, Zuschnegg J, et al. Fall Prevention in Hospitals and Nursing Homes: Clinical Practice Guideline [J]. Worldviews Evid Based Nurs, 2022, 19(2): 86－93.

[19] 都文渊,赵玉斌,姚建景等.八段锦对老年人平衡功能影响的 Meta 分析[J].临床医学研究与践,2020,5(16)：1－4.

[20] 邹连玉,郑丽维,范维英,等.八段锦预防老年人跌倒效果的系统评价[J].按摩与康复医学,2022,13(5)：40－44.

[21] Yuen M, Ouyang HX, Miller T, et al. Baduanjin Qigong Improves Balance, Leg Strength, and Mobility in Individuals with Chronic Stroke: A Randomized Controlled Study [J]. Neurorehabil Neural Repair, 2021, 35(5): 444－456.

[22] 岳彩超,陈翔,孙晓等.5 种康复运动对脑卒中患者运动能力有效性的网状 Meta 分析[J].中国循证医学杂志,2022,22(03)：299－308.

[23] 谢蓓菁,杨铭,白玉龙.八段锦对脑卒中患者运动功能恢复影响的临床研究[J].华西医学,2019,34(05)：515－519.

[24] 刘晓云,尹兵祥.八段锦运动疗法预防社区老年人跌倒的应用及效果[J].护理研究,2016,30(04)：423－425.

功法篇

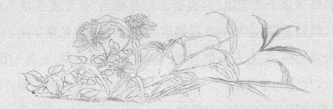

第一章 八段锦

第一节
功法简介

八段锦是一个有千年历史的经典功法,一般由八个主要动作组成,"锦"多指此套功法珍贵、优秀。相传道家神仙用以筑基培元,释家高僧辅以参禅修定,民间多以强身健体、祛病延年。

八段锦之名最早见于北宋洪迈《夷坚志》,并称为"长生安乐法",而近代流传最广的动功八段锦套路、定型的八段锦歌诀均发生在清光绪年间。其七言歌诀为:"两手托天理三焦,左右开弓似射雕。调理脾胃须单举,五劳七伤往后瞧。摇头摆尾去心火,背后七颠百病消。攒拳怒目增气力,两手攀足固肾腰。"歌诀问世后,成为近现代最有影响的一种歌诀。

后世把坐式、立式八段锦,分别称为坐八段、立八段。立八段又有文武、南北之分。此外,在传统八段锦的基础上,国家体育总局健身气功管理中心组织编创了健身气功·八段锦,并于2003年向全国推广。

八段锦所能产生的修身养性、祛病延年的作用完全在于神意与精气的参与、净化、升华,而要理解神与精、心性与气,一定离不开经典传统文化的基本理论概念,练功需明理。

本功法的锻炼要领,首先是神意恬淡,即精神状态上的清静淡泊;其次,应动静相宜,以静生动,以动养静;再则,立身中正,培育正气,行功以神气为主,骨肉为辅;最后,气盈势圆,神活机圆,呼吸自然。

第二节
适 宜 病 证

从近5年相关临床实践指南或专家共识来看，八段锦被推荐（强推荐或弱推荐）应用于以下病证：膝骨关节炎、骨质疏松、腰椎间盘突出症、脊髓型颈椎病术后高血压、冠心病稳定型心绞痛、慢性心力衰竭、慢性阻塞性肺疾病、2型糖尿病、尘肺病、支气管哮喘、抑郁症、失眠、脑卒中恢复期、帕金森病，以及预防老年人跌倒。以上病证可以被认为是八段锦干预较为适宜的病证（Ⅰ类）。

从当前临床研究来看，八段锦功法被广泛应用于循环、呼吸、内分泌、肌肉骨骼、神经、消化等各系统50多种疾病。其中，除上述Ⅰ类病证以外，焦虑、神经根型颈椎病、癌症相关症状、轻度认知障碍、糖尿病前期、精神分裂症、代谢综合征、功能性便秘、慢性腰肌劳损、骨骼肌减少症等的相关临床研究积累也较多。以上病证可以被认为是八段锦干预可能适宜的病证（Ⅱ类）。

（赵晓霆 朱音）

第二章　易　筋　经

第一节
功　法　简　介

易筋经是我国古代流传下来的传统导引锻炼方法之一。秦汉及以前的古典文献中均有相关描述，但未见明确的名称或内容记载，因此易筋经原文究竟为何人所创，历来众说纷纭。大多数人认为易筋经、洗髓经和少林武术等为达摩所传。也有不少人认为，"易筋"之名出自道家文献，表述了道家练气求长生的一种理想。综合当前研究来看，易筋经应当是传承了我国秦汉方仙道的导引术，被少林寺僧侣改编于唐宋年间，成为僧人禅坐以后活动筋骨、强健身体的锻炼方法。经过多年的演绎与摸索，这套功法在明代开始流传于世。其在传播过程中形成了不同流派，有些湮灭在了历史长河中，有些则得以传承至今。除了传统易筋经的传承之外，国家体育总局健身气功管理中心还组织编创了《健身气功·易筋经》，并于 2003 年向全国推广。

本功法具有动作舒展、伸筋拔骨、柔软轻灵、刚柔相济的特点。其锻炼的要领，主要包括松静自然、动静结合、练养相兼等。循序渐进、持之以恒地锻炼，可以使人的精神、形体和气息有效地结合起来，从而使五脏六腑及全身经脉得到充分地调理，进而达到保健强身、防病治病、抵御早衰、延年益寿的目的。

第二节
适 宜 病 证

从近 5 年相关临床实践指南或专家共识来看,易筋经被推荐(强推荐或弱推荐)应用于以下病证:膝骨关节炎、腰椎间盘突出症、慢性阻塞性肺疾病、脑卒中恢复期。以上病证可以被认为是易筋经干预较为适宜的病证(Ⅰ类)。

从当前临床研究来看,易筋经功法被广泛应用于肌肉骨骼、神经、循环、内分泌、呼吸等各系统 40 多种疾病。其中,除上述Ⅰ类病证以外,颈椎病、失眠、骨骼肌减少症、骨质疏松症、肩周炎、高血压、糖尿病、焦虑、抑郁、腰痛等的相关临床研究积累也较多。以上病证可以被认为是易筋经干预可能适宜的病证(Ⅱ类)。

(倪青根　朱音)

第三章 五 禽 戏

第一节
功 法 简 介

五禽戏,最早由东汉名医华佗(约公元145年—208年)根据虎、鹿、熊、猿、鸟五种动物的形态,结合中医理论和导引实践而创编的一套动功功法,传承至今已逾1800年。据《后汉书·方术列传·华佗传》中记载:"人体欲得劳动……熊经鸱顾,引挽腰体,动诸关节,以求难老。吾有一术,名五禽之戏:一曰虎,二曰鹿,三曰熊,四曰猿,五曰鸟。亦以除疾,兼利蹄足,以当导引"。

五禽戏根据"天人合一"和"道法自然"的哲理,遵循中医医理,以"仿生生动,形神兼顾"和"引挽肢体,动诸关节"为操作要领。其锻炼技巧和练功技术包括撑拉、拧揉、甩摆、按摩、长息、观想、意守等,对肢体进行前俯、后仰、侧屈、拧转、折叠、提落、开合、缩放等,对颈腰椎脊柱、肢体各关节等都得以全面的活动。其基本操作包括虎举、虎扑、鹿抵、鹿奔、熊运、熊晃、猿提、猿摘、鸟伸、鸟飞等。2002年,中国体育总局传承创新该经典功法编创了简便实用的《健身气功·五禽戏》,在民间广泛传播。2011年,五禽戏被中国国务院命名为第三批国家级非物质文化遗产项目。

第二节
适 宜 病 证

从近5年相关临床实践指南或专家共识来看,五禽戏被推荐(强推荐或弱推荐）应用于以下病证：膝骨关节炎、骨质疏松、慢性阻塞性肺疾病、抑郁症、失眠、脑卒中恢复期、帕金森病。以上病证可以被认为是五禽戏干预较为适宜的病证（Ⅰ类）。

从当前临床研究来看，五禽戏功法被广泛应用于肌肉骨骼、呼吸、神经、循环、内分泌等各系统50多种疾病。其中，除上述Ⅰ类病证以外，颈椎病、高血压、糖尿病、腰椎间盘突出症、肩周炎、类风湿关节炎、代谢综合征、高脂血症、焦虑等的相关临床研究积累也较多。五禽戏也可应用于儿童疾病。以上病证可以被认为是五禽戏干预可能适宜的病证（Ⅱ类）。

（沈晓东　朱音）

第四章 六字诀

第一节
功法简介

六字诀，又称"六气诀""六气法"，属于吐纳之法。六字诀历史悠久。目前普遍认为，六字诀的正式记载出现于南朝齐梁时期陶弘景所著的《养性延命录》一书。隋代智者大师《童蒙止观》开始提到以六字诀治病。唐代孙思邈《备急千金药方·调气法》、李奉时的《调气法》、胡愔撰《黄庭内景五脏六腑补泻图》亦均记载了六字诀的应用与疾病治疗。宋代曾慥的《道枢》详细论述了在养生保健方面的六字诀锻炼方法，并把六字诀与导引动作直接结合起来。元代邹应博《太上玉轴六字气诀》，结合定神、叩齿、漱津、存想及坐式行功，把六字诀引向静功的发展方向，兼及养生与治疗。在明清时期结合导引的延年六字诀非常流行，许多气功文献都有记载。

六字诀历代版本较多，根据其操作姿势分类主要有吐纳六字诀、导引六字诀、静功六字诀三大类。此外，在传统六字诀的基础上，国家体育总局健身气功管理中心组织编创了健身气功·六字诀，并于2003年向全国推广。

本功法的最大特点是通过声音和气息调整身体状态，同时结合肢体动作进行循经导引。以意领气、意气相随，在操作中配合情绪意境调节，使得六字诀的锻炼对情绪的调整有独特的作用。其锻炼要领主要包括：松紧结合、轻柔和缓、圆活整体、内外兼修、炼养相兼、循序渐进等。

第二节
适宜病证

从近5年相关临床实践指南或专家共识来看,六字诀被推荐(强推荐或弱推荐)应用于以下病证:慢性阻塞性肺疾病、尘肺病。以上病证可以被认为是六字诀干预较为适宜的病证(Ⅰ类)。

从当前临床研究来看,六字诀功法被广泛应用于呼吸、神经、循环、肌肉骨骼、内分泌等各系统40多种疾病。其中,除上述Ⅰ类病证以外,中风后遗症、失眠、肺癌术后、肺心病、冠心病、抑郁、焦虑、支气管哮喘、颈胸段脊髓损伤等的相关临床研究积累也较多。以上病证可以被认为是六字诀干预可能适宜的病证(Ⅱ类)。

(孙磊 朱音)

第五章 放松功

第一节
功法简介

放松功是通过自身的主动调节,逐步实现身体、呼吸和心理的放松,从而达到三调合一境界的一种功法,也是练习其他功法的基础。

放松法由来已久,秦汉文献中多有相关描述。近代丁福保《最真确之健康长寿法》(1943年)一书中介绍了与放松功相似的"弛缓法",并推荐用以治病。这种从头到脚依次放松的方法后来发展成为放松功中的分段放松法。

20世纪,上海市气功研究所的专家在总结前人经验的基础上,结合自身练功经验和教功体会,创编出了"放松功"。这套功法通过对身体姿势、动作、呼吸和心理的主动调节,解除紧张,消除疲劳,使身心逐渐放松,进入轻松、自然、舒适状态。

放松功的具体放松方法有多种,其中最常用的是三线放松功,其他还有松通法、分段放松法、拍打放松法、震颤放松法、倒行放松法等。

长呼短吸的呼吸法、默念"松"是三线放松功的主要特点。放松本身又可分为不同的层次,大致分为三个阶段:松静阶段、松通阶段、松空阶段。放松的程度层次,包括身体和心理两方面,而这两个方面又是相互关联的。身体的放松有利于心理的放松,而要做到身体放松,除了摆好姿势以外,还需要一定的心理活动的参与,意念不足,放松欠佳,意念过重,本身又会造成精神紧张,也不利于放松。

第二节
适 宜 病 证

自 20 世纪五六十年代起,放松功被广泛应用于临床,尤其是在防治高血压病方面已有较多积累。其中较为突出的是由上海市高血压病研究所牵头进行的相关临床试验持续 30 年,以观察放松功对高血压患者的辅助治疗作用。

从当前临床研究的总体情况来看,放松功主要应用于循环系统、精神障碍、睡眠障碍、消化系统、内分泌等各系统 40 多种疾病。其中,高血压、失眠、焦虑、胃炎、抑郁的相关临床研究积累较多。放松功常常作为基础功法而与其他功法结合习练。以上病证可以被认为是放松功干预可能适宜的病证(Ⅱ类)。

(陈昌乐　朱音)

第六章　太　极　拳

第一节
功 法 简 介

太极拳最早见于南北朝时江南徽州府休宁人程灵洗所传的"小九天法"。唐宋以降，太极拳出现了多种流传形式，如三十七、太极十三势、先天拳、后天法等。至明末，河南温县陈王廷在继承前人拳法的基础上，形成陈氏太极拳。后人在传承过程中，相继形成了和式、武式、孙式、杨式、吴式、李式等太极拳流派。其中杨澄甫在家学基础上所创的拳架在社会上广为流传，而杨氏传人在太极拳的国际化传播中也发挥了作用。

1956年，国家体委（现为国家体育总局）以杨氏太极拳为蓝本，编排了24式简化太极拳，并进行推广。此后，中国武术协会和国家武术研究院相继编排了各式"太极拳竞赛套路"，其中24式太极拳、56式太极拳、太极扇、太极剑等竞赛套路面向高校开设相关课程。而历史上自然形成的各式太极拳套路被称为"传统太极拳套路"。当前流行的太极拳主要流派，除了上文提及的陈、和、杨、武、吴、孙、李氏太极拳之外，还有河北的王其和太极拳等。

从当前太极拳的临床研究来看，应用最多的是简化24式太极拳，其次是杨氏太极拳、陈氏太极拳、42式太极拳、48式太极拳、8式太极拳、48式太极拳、10式太极拳，以及云手、太极推手等。此外，还有用于脊髓损伤康复的坐式太极拳（轮椅太极拳）。

太极拳将中国传统哲学理论充分地体现在行拳走架中，通过最基础且最核心的技巧（缠丝劲）锻炼手足三阴三阳经络、调和气血、调理内脏，并在进一步心静用意、气沉丹田的基础上实现养生保健与疾病防治。其锻炼的要领,主要包括:虚灵顶劲、含胸拔背、松腰、尾闾中正、上下相随、用意不用力、按窍运身等。

第二节
适 宜 病 证

从近 5 年相关临床实践指南或专家共识来看,太极拳被推荐(强推荐或弱推荐)应用于以下病证:膝骨关节炎、骨质疏松、腰椎间盘突出症、脊髓型颈椎病术后、高血压、冠心病稳定型心绞痛、慢性心力衰竭、2 型糖尿病、慢性阻塞性肺疾病、尘肺病、支气管哮喘、抑郁症、失眠、脑卒中恢复期、帕金森病、癌症术后、癌因性疲劳,以及预防老年人跌倒。以上病证可以被认为是太极拳干预较为适宜的病证(Ⅰ类)。

从当前临床研究来看,太极拳被广泛应用于肌肉骨骼、循环、神经、内分泌、呼吸等 ICD-11 中 24 个系统疾病。其中,除上述Ⅰ类病证以外,老年人虚衰问题、大学生心理健康问题,以及焦虑、认知功能障碍、纤维肌痛、类风湿性关节炎、精神分裂症、新型冠状病毒感染后遗症、阿尔茨海默病、多发性硬化症、高脂血症等病证的相关临床研究积累也较多。以上病证可以被认为是太极拳干预可能适宜的病证(Ⅱ类)。

(陈超洋　朱音)